DES

TRICHINES

A L'USAGE

DES MÉDECINS ET DES GENS DU MONDE

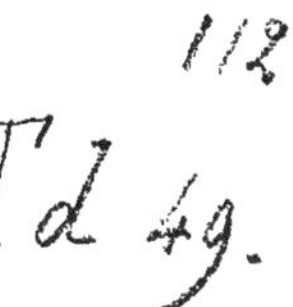

PARIS. — IMPRIMERIE DE E. MARTINET, RUE MIGNON, 2.

DES

TRICHINES

A L'USAGE

DES MÉDECINS ET DES GENS DU MONDE

PAR

RUD. VIRCHOW

Dr méd. et phil.,
Professeur d'anatomie pathologique, de pathologie et de thérapeutique,
Médecin en chef de l'hôpital de la Charité, à Berlin, etc.

TRADUIT DE L'ALLEMAND AVEC AUTORISATION DE L'AUTEUR,

PAR E. ONIMUS

Élève des hôpitaux de Paris.

Avec cinq figures et une planche lithographique.

> Les observations chaque jour plus nombreuses de maladies et même de cas de mort causés chez l'homme par un ver microscopique, ont éveillé l'attention du public et même, dans certaines contrées, inspiré la frayeur devant un danger d'autant plus grand qu'il tient à l'alimentation.
>
> (VIRCHOW.)

PARIS

LIBRAIRIE GERMER BAILLIÈRE

Rue de l'École-de-Médecine, 17.

Londres — Hipp. Baillière, 219, Regent street.

New-York — Baillière brothers, 440, Broadway.

MADRID, CH. BAILLY-BAILLIÈRE, PLAZA DEL PRINCIPE ALFONSO, 16.

1864

INTRODUCTION

M. le professeur Virchow en écrivant la brochure que nous offrons au public français, a surtout eu pour but de traiter ce sujet au point de vue hygiénique; c'est la principale raison qui nous a fait entreprendre cette traduction. Car, au point de vue purement scientifique, outre les communications de M. Virchow lui-même à l'Académie de médecine, l'histoire naturelle des trichines, aussi bien que les effets dus à leur présence dans le corps des animaux, se trouvent exposés dans un assez grand nombre d'ouvrages (1). Nous n'aurions donc sous ce rapport que fort peu de choses à apprendre ou à ajouter.

(1) Davaine, *Traité des maladies vermineuses*, *Mémoires de la Soc. de biologie*, 1863. — *Archives générales de médecine*, décembre 1861 et avril 1864. — Dengler, *De l'histoire naturelle et médicale de la trichine* (thèse de Strasbourg, 1863). — *Gazette médicale de Strasbourg*, mars, avril, mai 1864.

En France, jusqu'à présent, on a considéré la trichine et les maladies qu'elle peut déterminer comme un fait exceptionnel, tout au plus digne de fixer l'attention des helminthographes. On a relégué cette étude parmi les curiosités scientifiques, et ni les praticiens, ni les conseils de salubrité ne s'en sont occupés. Quant à nous, nous sommes persuadés que cette maladie existe en France, et que si on ne l'observe pas, cela tient surtout à la difficulté du diagnostic.

D'abord, ce n'est point une maladie qui dépend du sol, du climat ou de toute autre cause qui puisse la restreindre dans un pays; c'est une maladie propre aux animaux carnivores et omnivores en général, et spécialement à la race porcine. On la rencontre non-seulement en Allemagne, mais en Amérique, en Angleterre, etc., et il serait étrange de prétendre que les porcs français seuls en sont préservés. En admettant même cette supposition, nos relations avec l'Allemagne sont excessivement fréquentes; beaucoup de bestiaux nous viennent de ce pays, comme aussi la plupart de nos viandes de charcuterie; le danger, par conséquent, est non-seulement à nos portes, mais il peut très-bien être importé.

La seule raison qui pourrait expliquer la rareté de cette maladie en France, c'est qu'on y mange peu de viande de porc crue. Cependant le jambon cru est assez recherché;

à Paris, la consommation en devient de jour en jour plus considérable et les médecins eux-mêmes prescrivent très-souvent du jambon de Westphalie. Il y a plus : la cuisson n'est pas toujours un préservatif suffisant; rarement la température des parties intérieures est assez élevée pour tuer les trichines ; il faut une demi-heure de cuisson pour que cette température soit de 55° centigr. et les trichines supportent parfaitement une température de 50° centigr. et ne périssent pas de suite à celle de 62 à 65° centigr. (voir page 49).

Presque toujours, l'intérieur des côtelettes est encore tendre, rose, demi-cru. La consommation des jambons, des saucissons, des cervelas, offre encore bien moins de sécurité (voir page 47). Les besoins du commerce exigent une manipulation rapide; les jambons sont par suite moins durs, moins secs, les saucissons plus frais, plus succulents ; mais par contre, le danger est aussi plus certain.

D'ailleurs, je le répète, il faut une cuisson prolongée pour que toutes les trichines soient tuées. Cette considération à elle seule ne suffit donc pas pour expliquer la non-existence de la trichinose dans notre pays.

Pourquoi alors n'observe-t-on jamais de cas semblables en France? Peut-être pour les mêmes raisons, qu'il y a quatre ans encore on n'en observait pas en Allemagne et cependant cette maladie y existait depuis longtemps. « Ce qui est nouveau c'est la connaissance de la maladie et non la maladie » (page 33). Seulement, comme les symptômes n'ont rien de caractéristique, qu'au contraire, ils rentrent dans un cadre nosologique commun à d'autres affections, rien ne pouvait mettre sur la voie. « Dans le seul trimestre écoulé, dit M. Virchow, j'ai rencontré à l'hôpital de la Charité à Berlin, sept cas d'infection trichineuse et l'infection ne fût reconnue qu'à l'autopsie, sans qu'on en ait eu le moindre soupçon pendant la vie des malades; les trichines étaient, il est vrai, enkystées. »

Combien se fait-il d'autopsies en France, où l'on examine le système musculaire au microscope? Une sur cent peut-être et j'exagère certainement. Personne ne peut donc affirmer que cette maladie n'existe pas chez nous; il est, au contraire, bien plus logique et peut-être bien plus vrai, d'admettre que nous n'en sommes pas préservés.

D'ailleurs, la première observation date de 1860. Nous parlons ici de trichines à l'état libre et c'est le hasard seul qui l'a fait découvrir.

Le 12 janvier 1860, une jeune fille, âgée de 20 ans, entre à l'hôpital de Dresde dans le service du docteur Walter. Malade depuis environ 20 jours, elle avait éprouvé au début une grande fatigue, de la soif, de l'anorexie. A ces symptômes se joignent une fièvre ardente, du ballonnement et des douleurs de ventre, enfin un ensemble de phénomènes qui furent rapportés à la fièvre typhoïde. Plus tard elle éprouva des douleurs violentes, ayant leur siége principal dans les membres, de l'œdème des jambes et enfin des symptômes d'une pneumonie à forme typhoïde à laquelle elle succomba le 27 janvier. A l'autopsie, M. Zencker, qui faisait à cette époque des recherches microscopiques sur les lésions musculaires dans la fièvre typhoïde, trouva, au lieu de ce qu'il croyait rencontrer, un grand nombre de trichines.

Voici, d'un autre côté, comment M. Bœhler, qui depuis a publié des observations très-nombreuses de trichinose, est arrivé à constater la première fois cette maladie :

En mars 1862, il soignait une jeune fille, Marie Sachs, âgée de 22 ans, qui depuis quelques semaines ressentait un malaise qu'elle attribuait à un refroidissement des pieds pendant ses règles. A ce malaise était venu se joindre de la céphalalgie, de la langueur, du brisement des membres. La tête était brûlante, la face tuméfiée, l'inappétence complète, la soif intense, la constipation opiniâtre. Puis les membres devinrent douloureux. M. Bœhler crut à une affection rhumatismale et administra l'aconit. Quelques jours après, lisant un travail sur les trichines, il fut frappé de la similitude des symptômes, soumit la malade à un examen plus approfondi et constata alors seulement la trichinose (1).

Dans l'épidémie de Hettstedt, une des plus importantes, comme aussi une des mieux étudiées (nous extrayons ce passage du rapport de M. Rupprech), six mineurs tombèrent malades, quatre succombèrent bientôt après. Ils avaient mangé chacun une demi-livre de hachis cru et furent pris deux jours après de cholérine. Chez trois d'entre eux, la maladie se compliqua, après trois ou quatre semaines, d'une pneumonie qui les enleva du quatrième au cinquième jour. Le quatrième succomba à la forme typhique de la maladie.

Il y eut parmi les 27 cas mortels, huit sujets qui succombèrent à la forme typhique ; cinq fois la mort parut la conséquence immédiate de la paralysie du poumon, déterminée par l'immigration abondante des nématoïdes dans les muscles respirateurs. Trois fois, ce fut un état soporeux provoqué par une vaste infiltration séreuse du tissu cellulaire des muscles du cou, et même dans un cas, de la glotte. La pneumonie embolique emporta six malades. Un autre mourut d'épuisement à la suite d'un épanchement, dans la

(1) Pour cette observation et pour d'autres, voir la thèse de M. Dengler (Strasbourg, 1863).

cavité péritonéale consécutif à une péritonite puerpérale. Les autres cas mortels à marche plus chronique, procédèrent soit de diarrhées colliquatives, soit de la suppuration des foyers atélectasiques du tissu pulmonaire.

Il y eut parmi les malades 35 femmes. 17 furent atteintes de dérangements menstruels. Sur 5 femmes enceintes, 3 parvinrent à terme; une fit une fausse couche au sixième mois, une autre succomba à la même époque de sa grossesse, sans avoir été délivrée (1).

On voit, par ces observations combien les formes de la trichinose sont variées, ce qui augmente encore la difficulté du diagnostic. Ajoutez à cela, comme le fait remarquer le célèbre professeur de Berlin, que la plupart des personnes ne tombent pas malades immédiatement après l'ingestion de viandes trichinées; bien des jours se passent et le soupçon se porte alors volontiers sur une cause plus rapprochée. Aussi, pour beaucoup de cas, c'est le hasard seul qui a fait découvrir la vraie cause de la maladie. L'observation suivante, recueillie par M. Groth, est sous ce rapport, des plus intéressantes (2).

En 1849, la nommée Th. N. quitta l'Allemagne, ainsi

(1) *Gazette médicale de Strasbourg*, avril 1864, article de M. Kestner.
(2) *Archives d'anatomie et de pathologie, de Virchow*, V, 1864.

que son frère et sa mère, pour aller dans le nord de l'Amérique ; elle y resta cinq ans, se nourrissant souvent de porc et de bœuf fumés et salés. Au mois de novembre 1856, habitant alors Davenport, ville située sur les bords du Mississipi, elle tomba malade sans cause bien connue. Le docteur Grave, natif du Holstein et demeurant aujourd'hui à Kiel, fut appelé. Il attribua sa maladie à un refroidissement.

Voilà les renseignements qu'il a fournis à M. Groth : La malade avait une fièvre très-ardente, elle souffrait de violentes douleurs dans les articulations, qui étaient tuméfiées en certains endroits. La face était enflée, les yeux injectés ; des symptômes gastriques accompagnaient une fièvre intermittente ; plus tard survinrent de nombreux vomissements, de l'œdème des jambes et de la paralysie. La malade ne pouvait plus aller d'un lit dans un autre, on était obligé de la porter, et un mois après, pendant sa convalescence, elle ne pouvait marcher qu'en se traînant péniblement. Elle eut une longue convalescence qui se prolongea jusqu'au mois de juin. Néanmoins, ce ne fut qu'au commencement de l'hiver qu'elle put de nouveau se servir facilement de ses membres inférieurs. Il lui resta toujours de l'engourdissement dans les doigts ; elle ne pouvait presque plus ni broder ni toucher du piano.

Son frère tomba malade en même temps (œdème de la

face et des jambes, troubles gastriques); mais il se remit bientôt.

Il en fut de même pour leur mère. Malheureusement les détails de l'affection de cette dernière manquent; elle mourut quelque temps après à Davenport.

M. le docteur Grave ajoute qu'il attribuait ces affections rhumatismales, gastriques, nerveuses, à une habitation humide et à une nourriture insuffisante.

De retour en Allemagne, la nommée Th. N. se fit opérer d'une tumeur du sein. En inspectant la tumeur au microscope, on découvrit des trichines enkystées, et par conséquent, la maladie dont elle fut atteinte en Amérique, n'est autre qu'une trichinose. Après plusieurs récidives, elle mourut le 3 février 1864.

On fit manger à un chat quelques parcelles musculaires provenant de la nommée Th. N.; il mourut 16 jours après et tous ses muscles furent trouvés remplis de trichines.

Le cas dont parle M. Virchow (page 26) et qui se rapporte à un mousse qui fut infecté de trichines, ainsi que d'autres hommes de l'équipage, sur un vaisseau venant de Valparaiso, est très-intéressant sous le rapport des symptômes; nous allons le résumer, afin de rendre notre travail aussi complet que possible.

Les premiers symptômes consistèrent en diarrhées avec coliques, perte d'appétit, céphalalgie, fièvre, douleurs intenses dans les extrémités, spécialement dans les jambes. A son entrée à l'hôpital, le 16 avril 1862, le malade est très-faible, l'intelligence est libre. La peau est chaude et moite, la figure injectée, le pouls et la respiration d'une fréquence extrême. Douleurs dans les mollets; on y remarque une certaine tension, mais, *sans aucune trace d'œdème;* les articulations ne sont pas gonflées, mais douloureuses à la pression.

La rate est normale, il n'y a pas d'exanthème. Rien du côté du poumon ni du cœur. La fièvre est continue et d'une grande intensité.

19 avril. Insomnie, diarrhée abondante; les autres symptômes restent les mêmes; pas de gonflement œdémateux; intelligence libre. Malgré la digitale à haute dose, il n'y a pas de rémission dans les symptômes fébriles.

21. Troubles de l'intelligence. Vers le soir, respiration sifflante; les douleurs, tant à la pression que spontanées, sont toujours aussi vives; pas d'œdème.

22. Pouls et température notablement abaissés, les traits sont tirés, l'intelligence troublée, les selles involontaires et abondantes, la respiration très-pénible, les douleurs très-violentes. Quelques hoquets vers le soir.

23. Augmentation des troubles cérébraux, collapsus profond, diminution graduelle de la température et du pouls.

24. Mort, pendant la nuit, sans que la température se soit relevée.

A l'autopsie, la pie-mère est légèrement injectée et infiltrée. Le péricarde contient un peu de sérosité. Les poumons sont pâles et un peu gonflés en avant et en haut; en arrière et en bas, légère infiltration de sérosité; quelques points rouges au sommet. La muqueuse des bronches est d'un rouge foncé.

Les reins sont un peu tuméfiés. La muqueuse de l'iléon présente une coloration d'un rouge sale, elle est tapissée de mucosités de même couleur sans inflammation franche. Les autres portions du canal intestinal contiennent dans les parties déclives des mucosités rougeâtres. Quelques points du jéjunum présentent de petites ecchymoses, mais sans exsudats pseudo-membraneux.

En examinant les muscles au microscope, on trouva une grande quantité de trichines vivantes et non enkystées.

Un autre matelot, malade en même temps, succomba le 27 avril; on ne fit pas de recherches microscopiques à l'autopsie ; on se contenta de constater une broncho-pneumonie et de nombreux *ulcères de l'intestin* (1).

D'après ces observations que nous pourrions facilement multiplier, on voit, comme nous le disions au commencement, que non-seulement les symptômes de la trichinose n'ont en général rien de spécial, rien qui puisse les distinguer d'autres affections connues et communes, mais qu'ils ne sont pas toujours les mêmes. Les trichines, en effet, par elles-mêmes ne sont pas une maladie, mais leur présence détermine des désordres qui, selon les sujets, peuvent provoquer, soit des affections gastriques ou rhumatismales, soit de la paralysie des muscles respirateurs, soit des épanchements dans les plèvres ou le péritoine, soit les symptômes de la fièvre dite nerveuse, etc. Rien n'est plus varié, et le signe qu'on a voulu donner comme caractéristique de la trichinose, l'œdème de la face, manque quelquefois.

Nous n'exagérons donc point en soutenant que cette maladie peut exister en France, et que si on ne l'observe pas, cela tient à la difficulté du diagnostic et à la rareté des recherches microscopiques.

Le ténia, qui lui aussi provient d'une maladie de la viande

(1) *Archives d'anatomie et de pathologie, de Virchow*, III, 1863.

de porc, est aussi commun en France que dans les autres pays : il pourrait bien en être de même des trichines.

D'ailleurs, n'avons-nous pas eu dans certaines localités des épidémies de fièvre typhoïde à forme particulière? Et c'est précisément à de la viande trichinée que sont dues des épidémies de ce genre en Allemagne.

Quoi qu'il en soit, il est certain que nous sommes en présence d'un danger, qui est d'autant plus grand, comme le dit M. Virchow, qu'il tient à l'alimentation. Dans beaucoup de provinces, la viande de porc est presque la seule dont se nourrissent les classes ouvrières et agricoles. Et du moment qu'une telle alimentation peut présenter de si graves dangers, il est du devoir de l'autorité et des conseils de salubrité, d'empêcher le mal ou tout au moins d'en prévenir le développement.

La *Gazette des hôpitaux*, dans son numéro du 18 juin 1864, contient un article sur les trichines qui se termine par ces mots : « C'est surtout à l'hygiène publique, c'est au zèle intelligent et prévoyant des conseils de salubrité qu'il importe de prévenir le développement de ce mal redoutable; et c'est à leur surveillance active que nous devons peut-être chez nous le rare privilége d'avoir échappé à cette singulière maladie. »

Nous serions tout à fait de cet avis, si la surveillance active des conseils de salubrité poussait son zèle jusqu'à faire ce que demande M. Virchow, c'est-à-dire à établir un microscope dans chaque abattoir et à ne permettre la vente des viandes de porc qu'après une inspection rigoureuse. Jusqu'ici rien de semblable n'a été fait, et si nous croyons avoir échappé à cette singulière maladie, c'est plutôt parce que cette maladie est *singulière*, que parce que la surveillance a été active. Il est vrai, que jusqu'à présent cette affection n'étant presque pas connue, les conseils de salubrité ne pouvaient prévenir un danger qui ne leur était pas signalé. Mais, aujourd'hui, que l'on sait à n'en point douter, que l'ingestion de la viande de porc a été, dans certains cas, la cause de maladies et même de cas mortels, il est urgent de prendre les mesures nécessaires pour empêcher le développement d'un tel danger. Si la médecine ne peut pas toujours guérir, elle doit au moins toujours tâcher de prévenir le mal.

. . . .

Nous espérons donc, qu'en France, on établira une inspection microscopique des viandes de porc; sans cela on ne pourra jamais être certain que la plus belle viande en apparence, n'est pas nuisible. Et, comme le dit M. Virchow : « Qu'est-ce que la dépense des instruments nécessaires à côté de la santé et de la vie d'un grand nombre de personnes ? »

Au point de vue de la médecine légale, cette question offre aussi un grand intérêt et nous ne voulons que signaler combien sous ce rapport les trichines sont encore un danger public. Non-seulement elles peuvent être ingérées sans qu'on en ait conscience, mais les désordres qu'elles déterminent n'apparaissent que quelques semaines après; on peut, à la rigueur, se les procurer et les multiplier facilement, en avoir constamment de vivantes, saupoudrer toute espèce de mets avec ces animaux microscopiques, occasionner ainsi des maladies qui n'ont rien de caractéristique; et si une victime succombe, ni l'autopsie la plus complète, ni l'analyse la plus minutieuse ne donneront d'éclaircissement.

C'en est assez pour montrer la nécessité d'inspecter les viandes de porc, et tâcher par là de détruire complétement des parasites qui, non-seulement, sont une cause de maladies, mais qui dans des mains criminelles deviennent plus dangereux que les substances toxiques.

L'infection trichineuse a été désignée par les mots de trichiniasis et de trichinose, qui tous deux sont formés du mot trichina accompagné de la terminaison αξω ou οω dont la signification est identique. Nous avons préféré employer le mot trichinose, à cause de l'euphonie.

E. O.

DES TRICHINES

ET

DES MALADIES QU'ELLES OCCASIONNENT

APERÇU GÉNÉRAL.

La Trichine, telle qu'elle apparaît dans les muscles, est un animalcule microscopique; en d'autres termes, on ne peut l'apercevoir à l'œil nu dans les circonstances ordinaires.

Il ne faut cependant pas en conclure qu'elle est comparable aux plus petits animaux infusoires, que bien des gens s'imaginent exister partout, dans une goutte d'eau, dans un atome d'atmosphère; ni l'eau pure, ni l'air pur, ni la viande saine ne contiennent aucune espèce d'animalcules. Il n'y a que les substances organiques en décomposition qui renferment des infusoires et encore n'est-ce point toujours constant. La trichine n'a rien de commun avec ces animalcules plus ou moins répandus; elle appartient à une toute autre classe d'animaux, à celle des vers proprement dits, et n'apparaît que dans des conditions toutes spéciales. Elle n'est pas non plus tellement petite, qu'il ne soit possible de l'apercevoir à l'œil nu, car on distingue très-facilement des corpuscules de la même dimension. Elle acquiert souvent une longueur de 1 à 2 millimètres. Si son corps était moins transparent, ce qui tient au peu de développement de ses organes, il serait plus facile de la distinguer à l'œil nu. En prenant une trichine enroulée sur elle-même en forme de spirale, et par conséquent, réduite à un petit volume, et en la mettant avec un peu d'eau sur une plaque de verre que l'on place au-dessus d'une surface noire, on aperçoit un petit point blanc. On n'en voit pas davantage, il est vrai; aussi, est-il impossible de reconnaître si ce point blanc est un animalcule.

Très-souvent la trichine est renfermée dans une capsule particulière, dans ce qu'on appelle un *Kyste*. Si cette capsule est de formation récente, on peut à peine la distinguer à l'œil nu ; est-elle, au contraire, ancienne et renferme-t-elle un dépôt de sels calcaires, elle devient opaque et apparaît sous la forme d'un petit corpuscule blanc.

Ce sont ces corpuscules qui attirèrent l'attention des médecins il y a trente ans. Un anatomiste anglais, Hilton, paraît être le premier qui les ait observés. Il les prit pour des formations organiques et ne découvrit point l'animalcule renfermé dans leur intérieur. Ce ne fut qu'en 1835, que le célèbre naturaliste Owen fit la description de cet helminthe auquel il donna le nom de *Trichina spiralis* (de τριχες cheveux). Une série d'observations en Angleterre, en Allemagne, en Danemarck, en France et en Amérique, confirmèrent successivement la présence de trichines enkystées dans les muscles de l'homme. Il n'y a que peu d'exemples pour les animaux ; on en a trouvé chez le chat, la corneille, le choucas, le vautour et autres oiseaux, ainsi que chez la taupe et le porc. Néanmoins, on ne peut affirmer que toutes ces observations se rapportent à une seule et même espèce, et il se pourrait qu'on y eût fait rentrer la *Trichina affinis*.

Quoique les savants aient admis, les uns, que le kyste dans lequel est renfermé l'animalcule lui appartient en totalité ou en partie, les autres, qu'il lui est complétement étranger, on s'habitua à considérer comme un seul tout, le kyste et l'animalcule et à n'admettre comme *chair trichinée* que celle dans laquelle on pouvait reconnaître à l'œil nu des corpuscules blancs.

Cette manière de voir ne peut être exacte, qu'en supposant que la capsule est une coque et que l'animal s'est développé par l'évolution de cet œuf ; ce qui implique nécessairement la préexistence de la capsule. Or, cette hypothèse est fausse, et une observation plus attentive a démontré qu'il ne peut être ici question d'œufs. Le kyste acquiert ainsi une autre signification. Qu'il soit le résultat d'une exsudation plastique, ou qu'il soit produit par l'animal, toujours est-il qu'il n'existe point à une certaine époque. La première observation de trichines non enkystées fut faite en 1860, par M. Zenker, à Dresde, dans un cas mortel de trichinose ; et aujourd'hui, nous savons qu'il faut un temps assez long, au moins deux mois, avant la formation complète du kyste.

Nous savons aussi qu'un homme ou un animal, s'ils ne succombent point avant l'enkystement des trichines, sont hors de danger, ce qui nous permet d'affirmer *que toutes les observations faites jusqu'en* 1860 *se rapportent à des cas de guérison.* — Ainsi s'explique l'opinion répandue alors, de l'innocuité des trichines que l'on était arrivé à considérer comme un simple objet de curiosité, bon à défrayer les loisirs des gens de science, mais d'un intérêt secondaire pour les praticiens.

Cette étude, au point de vue scientifique, présente un grand intérêt, et ici s'est réalisé le vieux proverbe « de la pierre rejetée d'abord par l'ouvrier et qui devient plus tard la pierre angulaire de l'édifice. » La trichine, en effet, présentait cela d'étonnant, que non-seulement on ignorait complétement son origine et la manière dont elle arrivait jusque dans les muscles; mais que l'on ne pouvait rien découvrir qui eût trait à une génération; car, on ne trouva ni embryons, ni œufs, ni organes génitaux.

Jusqu'à ces dernières années, on invoquait comme explication la génération spontanée. De tout temps, non-seulement les gens du monde, mais encore un certain nombre de naturalistes, admettaient qu'il pouvait naître des animaux et surtout des infusoires au sein de certaines subtances et principalement dans les matières en décomposition. On expliquait ainsi l'existence de la plupart des vers intestinaux, car on comprenait encore bien moins comment ces derniers auraient pu se montrer à l'intérieur d'autres êtres vivants, s'ils ne s'étaient point formés en eux. Cette opinion devait prévaloir, pour la trichine, d'autant plus que cet helminthe paraissait privé d'organes reproducteurs, et qu'on le rencontrait par millions chez un même individu.

Sous ce rapport, les trichines ont beaucoup de ressemblance avec les cysticerques, vers vésiculaires, grains de ladrerie qui, comme on le sait, sont assez communs chez le porc, et se trouvent également chez l'homme. Seulement, les cysticerques sont beaucoup plus grands, ils sont d'ordinaire de la grosseur d'un pois et atteignent quelquefois le volume d'un haricot ou d'une cerise ; ils ne peuvent donc être confondus avec les trichines, qui, en comprenant même le kyste, représentent tout au plus un petit point blanc. Mais les cysticerques, aussi, n'ont ni organes de génération, ni œufs ; de plus, on les trouve en grande quantité logés dans l'intérieur des muscles.

Les meilleurs observateurs du siècle dernier, et entre autres le pasteur Goze, avaient déjà remarqué la grande ressemblance du cysticerque avec la tête du ténia, et les avait rangés, pour cette raison, dans la même classe, celle des ténias.

Cependant, ils les avaient regardé comme des espèces différentes du même genre, existant l'une à côté de l'autre, sans jamais pouvoir se reproduire, comme, par exemple, le cheval et l'âne, le chien et le loup. Ce n'est que dans ces derniers temps qu'un examen plus approfondi fit supposer que la connexité était plus grande, et que le cysticerque était réellement un ténia développé dans des conditions particulières. Néanmoins, les expériences de M. Küchenmeister prouvèrent que cette opinion n'était pas complétement exacte, et démontrèrent que ce cysticerque, tel qu'on le trouve dans les muscles, s'il vient à être avalé, soit par l'homme, soit par un animal, se métamorphose en ténia dans l'intestin. Donc, *le même ver existe pendant un certain temps à l'état de cysticerque, de larve, pour se transformer plus tard en ténia.*

Il était plus difficile d'expliquer comment ce parasite arrive à l'état de larve cysticerque dans les muscles. Voici ce qui se passe : les derniers fragments ou anneaux chargés d'œufs fécondés du ténia se détachent du reste du ver et donnent naissance à de jeunes embryons, qui ne sortent de leur coque que lorsqu'ils ont été évacués par les selles et avalés de nouveau. Aussitôt qu'ils sont parvenus dans l'estomac, l'enveloppe s'ouvre et les jeunes embryons, animalcules microscopiques, arrivent par une migration tantôt active, tantôt passive, dans les diverses parties du corps, où ils se métamorphosent en cysticerques. Donc, les œufs et les jeunes embryons produits par le ténia, doivent être avalés, pour ensuite seulement s'enfoncer dans l'intérieur des organes, et notamment dans les muscles, pour s'y transformer en cysticerques ; et, le cysticerque, pour devenir ténia, doit être mangé avec la viande dans laquelle il est renfermé.

Il y a donc ici, non-seulement plusieurs domiciles différents, mais encore une série de métamorphoses : car chaque anneau de ténia représente au moins une génération spéciale. — Cette découverte renversa la théorie de la génération spontanée des vers intestinaux.

Il était naturel de présumer que la trichine se développait de la même manière ; mais les expériences seules pouvaient confirmer cette supposition.

M. Herbst à Gœttingen, constata le premier que l'on trouvait des trichines dans les muscles d'animaux nourris avec de la viande trichinée. Seulement, ses expériences ne prouvaient nullement que les trichines qu'il avait données en nourriture aux animaux fussent identiques à celles que l'on rencontre chez l'homme. De plus, il n'était point arrivé à établir la série des faits qui se passent, depuis la présence des trichines dans l'intestin, jusqu'à leur arrivée dans les muscles. Y a-t-il ici également métamorphose? Les trichines se transforment-elles dans l'intestin? Y a-t-il évolution d'œufs? Ou bien, les trichines trouvées dans les muscles, sont-elles les mêmes que celles données en nourriture?

De nouveaux essais, et en particulier ceux de M. Küchenmeister n'eurent aucun résultat; ce dernier supposait que la trichine se métamorphosait dans l'intestin en un autre ver, le tricocéphale, et qu'ainsi la trichine constitue la larve, l'état embryonnaire du tricocéphale. Cette hypothèse parut d'abord se confirmer.

De son côté, le professeur Leuckart, à Giessen, avait trouvé des trichines à l'état libre dans le mucus intestinal de rats, qu'il avait nourris de viande trichinée, et le 28 septembre 1859, il fit, à l'Académie de médecine de Paris, la communication qu'il était parvenu à obtenir chez un porc une grande quantité de tricocéphales, en donnant de la viande trichinée.

Pendant ce temps, j'arrivais à un résultat tout différent. J'avais donné à un chien des trichines enkystées, mais vivantes, provenant de l'homme; trois jours après leur ingestion, je trouvai déjà dans l'intestin des animalcules à l'état libre, très-développés, et l'on pouvait même distinguer le sexe, car on apercevait les œufs et les cellules spermatiques. Je communiquai le résultat de cette expérience à la Société de médecine de Berlin, dans la séance du 1er août 1859 et j'en fis l'insertion dans mes *Archives d'anatomie et de pathologie*. Je démontrai en même temps, que le kyste qui renferme l'animalcule, n'est autre chose qu'une fibre musculaire modifiée ; et qu'en conséquence, les trichines doivent pénétrer jusque dans l'élément anatomique du muscle.

Ces deux faits furent confirmés par mes expériences ultérieures et par celles de MM. Leuckart, Turner, Claus et autres savants. Le cas observé, en 1860, par M. Zenker fournit au docteur Leuckart (1), ainsi qu'à moi, l'occasion de reprendre ces expériences (2). Voilà quelles furent nos conclusions : La *trichine musculaire* qui est ingérée se transforme en peu de temps dans l'intestin en un animalcule qui ne subira plus aucune métamorphose, la *trichine intestinale*. Celle-ci engendre des embryons, et ces derniers, sans quitter l'animal ou l'homme dont ils sont des parasites, percent la paroi intestinale et pénètrent dans les divers organes, et particulièrement dans la fibre musculaire. Si l'animal ou l'homme ne succombent point, les trichines finissent par s'enkyster et n'éprouveront de modifications que quand elles seront de nouveau ingérées.

La trichine diffère donc des autres vers intestinaux, car pour engendrer une nouvelle génération, il lui suffit d'être ingérée *une seule fois*. Le danger est par suite plus grand, et aujourd'hui on connaît de nombreux cas où la présence de la trichine a occasionné la mort, tandis

(1) *Recherches sur la Trichina spiralis*. Leipsig, 1860.

(2) *Archives d'anatomie et de pathologie*, 1860 et 1862.—Communication à l'Académie de médecine de Paris.

que les accidents causés par les vers intestinaux sont rarement mortels.

D'un autre côté, la trichine et le ténia ont cela de commun, que ce ne sont pas les animalcules ingérés qui transmigrent de l'intestin dans les muscles, mais bien les embryons que tous deux engendrent dans l'intestin.

Après cet aperçu général, je vais aborder les principaux points de la trichinose.

I.

MOYENS DE RECONNAITRE LES TRICHINES DANS LES MUSCLES.

J'ai déjà mentionné qu'à l'exception de cas exceptionnels, il est impossible d'apercevoir la trichine à l'œil nu : ce que l'on entrevoit quelquefois est la capsule ; occupons-nous d'abord de celle-ci.

Lorsqu'une jeune trichine a pénétré dans une fibre musculaire, elle s'y meut en général pendant quelque temps ; elle entame ainsi les parties intimes de la fibre et les désorganise probablement. Il n'est point douteux qu'elle absorbe quelques portions de cette fibre. Elle a une bouche, un canal intestinal. Dans l'espace de quelques semaines, elle grossit considérablement, jusqu'à acquérir 30 ou 40 fois son volume primitif; elle se nourrit donc, et cette nourriture elle ne peut la tirer que du milieu où elle se trouve. En attaquant ainsi l'élément musculaire, elle irrite nécessairement les parties environnantes.

Pour comprendre cette action, il est indispensable d'avoir une idée de la structure du tissu musculaire. A l'œil nu, on aperçoit déjà très-bien une série de faisceaux couchés parallèlement les uns à côté des autres et reliés entre eux par du tissu cellulaire très-lâche. Avec une épingle fine on parvient à diviser un de ces faisceaux en d'autres faisceaux secondaires, et enfin ceux-ci en simples fibres. Vue au microscope la fibre paraît composée d'une enveloppe cylindroïde amorphe, qui renferme dans son intérieur l'élément anatomique propre au tissu musculaire, et qui consiste en disques. Ces disques représentent des fibrilles excessivement ténues, si elles sont disposées en long, et des rondelles superposées, si elles sont disposées suivant la largeur. Entre elles se trouvent disséminées d'autres granulations que l'on appelle les corpuscules musculaires. A un grossissement plus fort, la fibre primitive apparaît comme un organe composé, comme à l'œil nu apparaît un faisceau de fibres primitives; aussi les micrographes ont-ils appelé cette fibre faisceau primitif.

L'action désorganisatrice opérée par la trichine porte surtout sur les fibrilles et les granulations; les fibres s'atrophient en même temps que les stries disparaissent. A l'endroit où le ver s'établit, l'enveloppe de la fibre ou sarcolemme s'épaissit par suite de l'irritation traumatique ; les corpuscules musculaires interstitiels grandissent, leurs noyaux se multiplient. Il se forme ainsi autour du parasite un tissu plus dense, plus compacte, au travers duquel on peut encore pendant longtemps distinguer l'animalcule, ainsi que la séparation qui existe entre l'enveloppe extérieure (sarcolemme) et le boursouflement intérieur.

A mesure que la trichine grandit, elle s'enroule davantage en spirale comme un ressort de montre. Généralement cette spirale touche, par un point de sa circonférence, le sarcolemme; au-dessus et au-dessous de ce point, on rencontre les produits dus à l'hypertrophie des éléments anatomiques du contenu. C'est pourquoi la capsule ou kyste est, à cet endroit et dès le commencement, plus grosse et moins transparente.

Ces phénomènes se manifestent principalement de la la troisième à la quatrième semaine après l'immigration. A partir de cette époque, le kyste augmente en volume et en capacité. Le centre du kyste où se tient la trichine apparaît comme une masse transparente, globuleuse (voy. la fig. 1). En général, il y a au-dessus et au-dessous deux

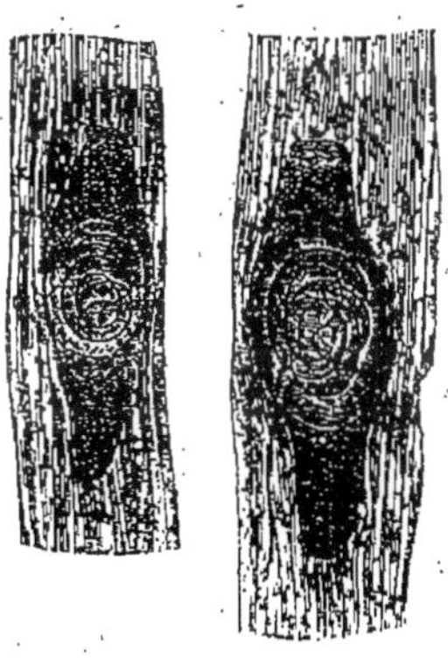

Fig. 1.

appendices qui paraissent consistants, presque opaques, si le rayon lumineux traverse cette surface, et blancs si le rayon lumineux est réfracté. Le plus souvent, ces appendices ou pôles se terminent par une pointe arrondie et ont la plus grande ressemblance, quant à la forme, avec l'angle interne de l'œil. Ils sont de diverses longueurs et souvent inégaux pour un même kyste. Quelquefois ces pôles manquent complétement, et le kyste présente un simple ovale, qui se trouve comme écrasé aux extrémités (fig. 3 A). Les parties de la fibre musculaire en contact disparaissent; par contre, le tissu cellulaire ambiant s'hypertrophie, et il s'y développe de nouveaux vaisseaux.

Les figures 1, 2 et 3 représentent des trichines enkystées. Dans la fig. 1, l'incrustation calcaire des capsules est très-abondante. Dans la fig. 3 A, on voit deux trichines dans une seule capsule; cela se rencontre très-rarement.

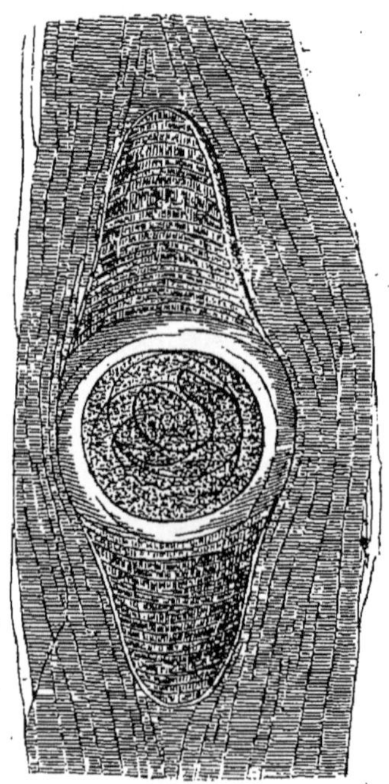

FIG. 2.

Il faut des mois pour que toutes ces transformations se fassent. A l'œil nu, c'est à peine si l'on remarque quelque chose de particulier à ces muscles. Lorsqu'on les traite par l'acide acétique étendu ou par la potasse, on aperçoit, tout au plus, de petits points blancs qui représentent les kystes. Néanmoins, cet aspect même ne peut faire reconnaître avec certitude la chair trichinée : car la graisse, les vaisseaux, les nerfs, les fibres tendineuses ou d'autres parasites peuvent produire le même effet, et ce n'est qu'au moyen du microscope qu'on peut éviter toute erreur. Un grossissement de 10 peut déjà donner quelques indications, mais il est préférable de se servir d'un grossissement de 50 à 100.

Si la trichinose date de longtemps, le kyste renferme des sels calcaires. Autrefois, l'on croyait que c'était l'animalcule lui-même qui se pétrifiait pour ainsi dire; cela arrive très-rarement. Ordinairement, c'est la substance amorphe contenue dans l'enveloppe qui s'incruste la première. On aperçoit d'abord des granulations opaques, qui augmentent peu à peu et qui finissent par envahir toute la capsule et qui recouvrent l'animal en entier. Ce dernier

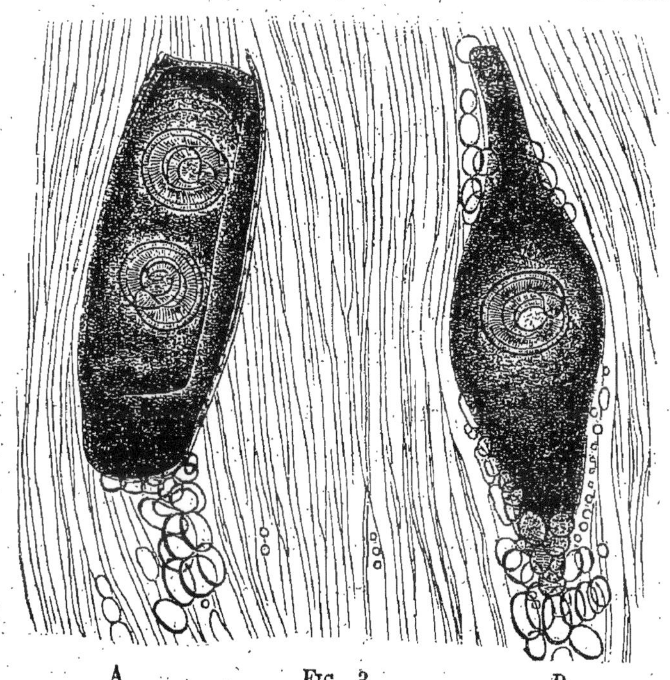

A FIG. 3. B

se trouve ainsi renfermé et caché dans une enveloppe ressemblant à la coque d'un œuf.

Chez les personnes grasses, on trouve de plus, autour du kyste et surtout près des pôles, des cellules graisseuses, quelquefois même un véritable peloton de graisse, ce qui fait bien mieux ressortir le siége du kyste que l'incrustation cellulaire. Ces cellules graisseuses sont représentées sur la figure 3, aux extrémités polaires du kyste.

En traitant ces muscles par l'acide acétique, ou mieux par l'acide chlorhydrique étendu, les sels calcaires se dissolvent et le point blanc disparaît presque complétement. Cependant, en se servant d'acides, on détermine avec les fibres musculaires certaines réactions qui rendent l'inspection moins nette; il est préférable d'isoler autant que possible les kystes, en étirant les faisceaux musculaires avec une épingle, et de ne les traiter par les acides qu'après les avoir mis sur une plaque de verre placée au-dessus d'une surface noire. Mais il vaut toujours mieux s'aider d'une loupe ou d'un microscope, et dans ce cas, si après avoir constaté des parties opaques, on les voit disparaître par les acides, on peut être certain qu'on a à affaire à des capsules calcaires. Si, au contraire, ces points blancs restent opaques, il est probable que ce sont ou des cellules graisseuses ou des sections de nerfs. Mais il ne faut pas oublier que l'on peut rencontrer, autour des kystes, des petits pelotons graisseux, et que par conséquent le résultat négatif ne donne rien de bien concluant; surtout, lorsqu'il n'existe qu'une petite quantité de trichines, qu'il y a guérison et par suite incrustation calcaire, et en même temps dépôt de graisse.

Je noterai ici un fait particulier. Il y a déjà quelque temps que M. Miescher observa dans la plupart des muscles d'une souris de petites stries blanchâtres, visibles à l'œil nu, que l'inspection microscopique démontra être des tubes, dans lesquels était contenue une certaine quantité de corpuscules oblongs, réniformes ou ronds, dont la nature resta indéterminée. Étaient-ce des parasites ou une simple maladie des muscles ? Plus tard, M. Hesling trouva les mêmes produits chez le chevreuil, dans le cœur du bœuf, du veau et surtout du mouton. MM. Siebold et Bischoff les observèrent chez les rats. Tout récemment, j'ai reçu de la part du docteur Grandler et de l'archidiacre Schmidt, de la viande de porc et des dessins qui présentaient les mêmes éléments. J'en ai fait l'examen, et je suis convaincu que ces productions sont les mêmes que celles que l'on rencontre quelquefois dans les fibres musculaires du cœur des moutons, que ce sont des produits parasitaires et non des productions morbides. Cependant, je n'ai pu déterminer s'il faut les ranger parmi les parasites animaux ou parmi les parasites végétaux, parmi les entophites, comme le veut M. Siebold. Ils se rapprochent beaucoup des Psorospermes et des Gregarines. Dans tous les cas, les utricules dans lesquels ils sont placés ont, à l'œil nu, la plus grande ressemblance avec le kyste trichinien, et si j'en parle ici, c'est pour prévenir toute confusion.

Je ne puis affirmer si ces corpuscules sont nuisibles ou s'ils peuvent devenir dangereux ; jusqu'ici je n'ai aucun fait à l'appui, et il faut attendre d'autres observations. Pour le moment, il me suffira de mentionner que ces utricules diffèrent des trichines, en ce qu'ils n'ont jamais été trouvés incrustés de sels calcaires, que le kyste ne paraît pas inhérent à la fibre musculaire, et qu'ils ne renferment point de vers, mais seulement des corpuscules ovalaires ou réniformes. Toujours est-il que cette découverte prouve une fois de plus que l'inspection microspique est la seule qui soit rigoureuse.

Pour en revenir aux trichines, nous allons aborder la question suivante : Sur quels muscles faut-il faire ses recherches? Cela est indifférent, car même dans une faible infection trichineuse, on trouve des trichines dans tous les muscles, dans les petits comme dans les grands; dans ceux du tronc, comme dans ceux de la tête et des membres. Un seul muscle, fait exception, c'est le cœur, et l'on peut certifier que l'usage de la viande de cet organe ne présente aucun danger.

Quoique les trichines se répandent dans tous les muscles, elles ont néanmoins des lieux de prédilection, et on les rencontre en plus grande quantité dans les muscles qui s'insèrent aux maxillaires, dans ceux du cou, dans le diaphragme et pour un même muscle au voisinage des tendons. Dans la figure ci-contre qui représente une portion des jumeaux, on voit très-bien cette agglomération autour de l'attache tendineuse. Cette particularité s'explique facilement, car dans leur pérégrination, la plupart des trichines suivent les fibres musculaires primitives et ne s'arrêtent que là où le

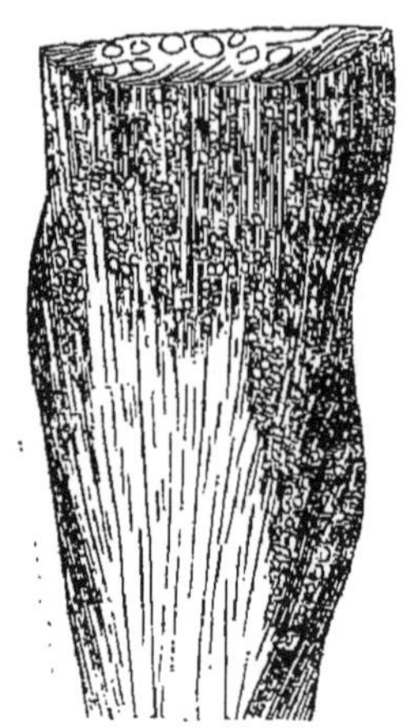

Fig. 4.

tissu plus consistant des tendons leur oppose de la résistance. Il en résulte cette conséquence pratique, que pour éclairer le diagnostic, si l'on veut enlever une parcelle musculaire, il faut toujours opérer au voisinage des tendons.

Tout ce qui a été dit jusqu'ici, a trait principalement à des trichines enkystées, voyons maintenant comment on peut reconnaître des trichines à l'état libre. Cela est complétement impossible, sans loupe ou microscope, quoique dans son entier développement la trichine ne dépasse point la limite des objets visibles à l'œil nu ; mais on ne peut affirmer que ce que l'on aperçoit ainsi, soit un animalcule. D'autant plus, que les mouvements sont excessivement lents et limités ; d'ordinaire la trichine se borne à élargir ou à resserrer la spirale qu'elle forme et qui ressemble à un ressort de montre. Si elle vient à s'étendre dans toute sa longueur, son corps est tellement grêle, effilé et transparent, qu'elle devient complétement imperceptible.

Il faut donc s'aider du microscope. Dans ce cas, on détache avec un couteau très-tranchant une parcelle très-fine de muscle, et on l'étend avec quelques gouttes d'eau entre deux plaques de verre. La figure 1 qui se trouve à la fin de l'ouvrage représente une lamelle ainsi découpée, vue à l'œil nu, et la figure 4 représente une pareille lamelle musculaire avec un grossissement de 50. On y remarque plus de 60 trichines ; la plupart d'entre elles sont encore enroulées en spirale ; quelques-unes sont devenues libres en tout ou en partie par l'incision, et se sont étendues de diverses manières. En (*a*) on voit une fibre musculaire distendue par la trichine. (Ce dessin a été pris sur un homme mort de trichinose dans l'épidémie de Burgk.)

Une trichine parvenue à son entier développement, telle qu'elle est représentée (fig. 5) avec un grossissement de 300, a l'aspect d'un petit verre cylindrique et ressemble

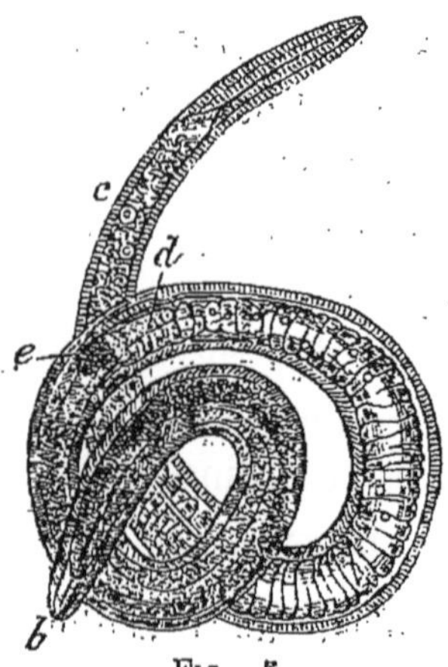

FIG. 5.

à un ver de terre. Son extrémité antérieure plus effilée, correspond à la bouche ; de cet orifice buccal (*a*) part un canal central mince, l'œsophage, qui s'enveloppe bientôt d'une couche de tissu cellulaire (*c*). Ce tissu cellulaire remplit une grande partie du corps. L'œsophage se continue avec le canal intestinal (*d*), qui vient s'ouvrir à l'extérieur par une partie légèrement renflée (*b*). La plus grande partie de la face postérieure est occupée par les organes génitaux (*e*). Ces deux appareils (digestif et génital) sont contenus dans une enveloppe tégumentaire assez épaisse et parcourue par de légères rides transversales.

On voit par cette description qu'il s'agit ici d'un animal bien organisé de la classe des helminthes, dont la structure intérieure se reconnaît facilement, grâce à la transparence du tégument. Il faut, il est vrai, pour distinguer les organes internes, un fort grossissement, sinon on n'aperçoit que la forme extérieure, mais cela est suffisant pour l'inspection de la viande (1). J'insisterai surtout sur ce qu'aucune autre espèce de ver ne ressemble à la trichine, et la différence est surtout très-grande avec les larves de mouches, et lorsque des bouchers ou d'autres personnes viennent dire que toute cette affaire des trichines se réduit à des larves de mouches communes, ils font preuve d'une ignorance grossière et d'une grande insouciance.

En résumé, l'emploi du microscope est nécessaire pour reconnaître les trichines, et ce n'est que lorsque celles-ci ont acquis leur entier développement, et que leurs capsules se sont incrustées de sels calcaires, que l'on peut apercevoir les capsules à l'œil nu et d'une manière médiate, les trichines qui y sont renfermées.

(1) Quand les trichines sont à l'état libre, on en aperçoit, sous le champ du microscope, un certain nombre nager dans l'eau que l'on a ajoutée. Si elles sont renfermées dans une capsule calcaire, on parvient à les mettre en liberté en pressant légèrement sur la plaque de verre supérieure.

II.

DES DANGERS QU'ENTRAÎNE LA PRÉSENCE DES TRICHINES DANS LE CORPS HUMAIN.

Nous avons dit dans la partie historique, que depuis la découverte des trichines il se passa plus de vingt ans avant qu'on ne leur attribuât une influence dangereuse sur l'organisme humain. J'ai également ajouté que les cas observés alors se rapportaient tous à des cas de guérison, et que ces cas mêmes étaient fort rares. Il se passa des années avant qu'on ne fit de nouvelles observations, et jusqu'à ce jour on n'à publié en France que deux cas et pas un seul dans quelques pays.

J'ai montré le premier qu'une observation attentive multiplie le nombre des cas de ce genre. Dans une seule année (1859) j'ai rencontré une dizaine de fois des trichines dans des cadavres, et en peu de temps j'ai vu ainsi plus de cas qu'on n'en avait observés en trente ans. Pendant le seul trimestre écoulé j'ai constaté sept nouveaux cas de trichinose à l'hôpital de la *Charité*, à Berlin.

Il est important de remarquer que l'infection trichineuse ne fut reconnue qu'à l'autopsie et qu'on ne la soupçonnait nullement pendant la vie des malades. Tous ces cas se rapportaient à des trichines enkystées, et par suite à des cas anciens; néanmoins ils ont une grande signification, car ils prouvent que l'homme est souvent exposé aux dangers de la trichinose.

Ce qui surtout a éveillé l'attention du public, c'est la découverte de trichines à l'état libre, les maladies qu'elles occasionnent, les épidémies et les cas mortels dus à leur présence.

M. Zenker est le premier qui observa une semblable épidémie à Dresde et dans les environs. La maladie fut causée par l'usage de la viande d'un seul porc abattu dans une ferme, près de Dresde. Le fermier, sa femme et d'autres personnes tombèrent malades; une servante mourut. M. Zenker trouva des trichines dans les jambons, les cervelas et les boudins du porc abattu, et le corps de la servante qui succomba, en était farci. M. Zenker eut l'obligeance de m'envoyer des parcelles de muscles et je pus vérifier l'exactitude de son observation. Je fis avec ces muscles trichinés une série d'expériences sur des animaux; je vais les résumer ici.

Un lapin auquel j'avais fait manger de ces muscles, mourut au bout d'un mois, et tout son corps était rempli de trichines. Avec la chair de ce premier lapin, je nourris un second; il mourut également au bout d'un mois. On fit avaler de la viande de ce dernier à trois autres jeunes lapins; deux moururent au bout de trois semaines, le troisième après quatre semaines. Je fis encore avaler de la chair provenant de ce lapin à un autre, qui mourut six semaines après. Chez tous ces animaux, les muscles étaient littéralement farcis de trichines.

Pour éviter toute erreur, j'avais, avant l'expérience,

examiné au microscope diverses parcelles des muscles de ces lapins, et je n'avais pas trouvé trace de trichines.

Quelque concluantes que fussent ces expériences, où des trichines étaient suivies à travers cinq générations, il pouvait encore rester une cause d'erreur. En effet, il fallait prouver de plus que c'étaient les trichines ingérées qui avaient produit toutes ces générations. Ceci pouvait être démontré avec certitude.

Il me fut possible d'établir que les trichines contenues dans la viande ingérée, une fois arrivées dans l'estomac et dans les intestins, se dégagent des fibres musculaires et apparaissent pourvues d'organes sexuels. Elles atteignent bientôt une longueur de 3 à 4 millimètres, et se présentent alors à l'œil nu comme un fil blanc très-fin. Dans l'intérieur du corps des femelles, se développent des œufs qui éclosent une semaine environ après l'accouplement, et on voit alors les jeunes se mouvoir librement dans le mucus intestinal. Les trichines sont donc des animaux vivipares.

Les jeunes sont d'une petitesse et d'une finesse extrêmes, et c'est à peine si l'on connaît des nématoïdes plus tenus. *Ce sont ces jeunes qui partent de l'intestin et s'introduisent dans le corps.* Je les ai retrouvées dans les glandes lymphatiques du mésentère, dans l'abdomen, dans le péricarde et dans les muscles. *Dans les muscles seuls, les trichines trouvent une place favorable à leur croissance ultérieure;* elles s'y développent rapidement, et dans l'espace de trois à quatre semaines, elles ont atteint la longueur des trichines ingérées.

Cette série d'expériences que je communiquai à l'Académie de médecine de Paris, le 2 juillet 1860, ne laissait plus aucun doute sur l'histoire naturelle des trichines, et sur les dangers qu'entraîne leur présence. En y ajoutant les observations faites chez l'homme, observations qui se multiplient d'année en année, il m'est permis de dire que c'est une folie, sinon un crime, de nous accuser d'avoir une peur exagérée, une *trichinophobie*.

Il est parfaitement avéré, qu'on a rencontré des cas assez accumulés pour mériter le nom d'épidémies. Je ne mentionnerai que celles de Corbach, de Plauen, de Calbe, de Magdebourg, de Quedlinbourg, de Rugen, de Burgk (près Magdebourg) de Weimar, de Hettstedt, ainsi que les cas observés sur un vaisseau de Hambourg. Je passerai sous silence plusieurs autres épidémies qui, selon toute probabilité, ont pour cause la trichinose, mais pour lesquelles on ne peut rien affirmer d'absolu, car il n'y a pas eu d'inspections microscopiques.

A Hettstedt, il y eut plus de 150 malades et plus de vingt cas mortels. Ici le doute est impossible, car nous possédons les observations les plus minutieuses et les plus authentiques. Moi-même, j'ai examiné des parcelles musculaires, ainsi que dans les cas de mort arrivés à Burgk, et toujours j'ai trouvé des trichines.

Je ne veux point ici détailler tous les symptômes de la trichinose; qu'il me suffisse de dire qu'ils sont très-variés. Tantôt ce sont des symptômes d'embarras gastrique, d'irritation intestinale, de catarrhe intestinal, de dysenterie ; tantôt ce sont des douleurs musculaires, avec faiblesse, lassitude, roideur, endolorissement, en un mot, tous les symptômes de la goutte ou du rhumatisme.

D'autrefois, il y a des symptômes fébriles analogues à ceux de la fièvre dite *nerveuse*, ou de la fièvre typhoïde, etc. Le plus souvent, il y a un gonflement particulier du visage, et surtout de l'œdème palpébral. La marche est quelquefois aiguë et la mort arrive alors dans le quatrième ou le cinquième septenaire; d'autrefois la marche de la maladie est plus lente et après plusieurs semaines, la convalescence se traîne péniblement et le malade peut succomber à la suite d'une consomption lente avec amaigrissement et perte de forces. Souvent, j'ai fait l'autopsie de personnes que l'on supposait être phthisiques, et à côté d'une très-légère tuberculisation pulmonaire, je trouvais des trichines répandues dans tous les muscles.

Pour le médecin expérimenté et prévenu, les symptômes ont quelque chose de spécial qui les fait distinguer des affections gastriques, nerveuses ou rhumatismales; mais, le diagnostic n'est certain, que lorsqu'on a découvert des trichines dans les mets dont les malades ont mangé, ou dans leurs propres muscles. Ce dernier moyen n'est possible qu'en enlevant une petite parcelle musculaire, ce qui n'est ni dangereux ni bien douloureux.

Depuis 1860, je me suis efforcé, conjointement avec d'autres médecins, de propager ces faits et d'attirer l'attention publique sur les dangers que peut entraîner l'usage imprudent de la viande de porc. J'ai suscité par là la colère des bouchers et aujourd'hui, elle n'est point encore apaisée. Je ferai remarquer tout d'abord, que ce sont justement les bouchers qui ont le plus grand intérêt à prendre toutes les précautions, car ce n'est pas seulement leur profession qui est menacée, mais leur propre personne. Dans plusieurs épidémies, aussi bien que dans plusieurs cas sporadiques, ce sont surtout les bouchers qui ont été victimes de la trichine. Il ne peut être question de contagion par la peau; elle n'existe pas. Cependant, les bouchers non-seulement mangent de la charcuterie, mais de plus, ils ont l'habitude de goûter la viande fraîche ou du moins, ils mettent souvent dans la bouche leur couteau avant de l'avoir essuyé. Ce sont donc eux qui sont le plus exposés.

Et aujourd'hui, que les dangers de la trichinose chez l'homme, ne peuvent plus être mis en doute, on s'efforce et cela dans un but bien coupable, de nier des faits aussi clairement établis. Des personnes ignorantes ou malveillantes répandent le bruit que rien de tout cela n'a jamais été constaté. Rien n'est plus faux. Il y a déjà seize ans, que M. Leidy, dans l'Amérique du Nord, a trouvé des trichines dans la viande de porc, M. Zenker a démontré leur existence dans la viande de porc qui causa l'épidémie de Dresde; moi-même, je me suis assuré de leur présence. La même chose a été constatée dans les épidémies de Corbach, de Rugen et de Hettstedt. Il est averé que dans cette ville, le 18 octobre de l'année dernière, la plupart des personnes qui avaient assisté à un banquet, tombèrent malades. Le cas rapporté par M. Tüngel, et que je vais résumer, est aussi des plus convaincants.

Un vaisseau hambourgeois fit retour de Valparaiso, où avant le départ on avait acheté un porc vivant. Ce porc fut tué à bord du vaisseau, le 1er avril de l'année dernière; on en consomma immédiatement 15 kilogrammes, et le reste fut salé. Plusieurs hommes de l'équipage tombèrent malades ; à l'arrivée du bâtiment deux moururent. Chez l'un d'eux, un mousse âgé de seize ans, qui succomba le 24 avril, on trouva un grand nombre de trichines non enkystées, répandues dans les muscles. J'ai reçu un morceau du restant de la salaison et j'y ai constaté des trichines.

On ne peut donc mettre en doute, qu'il peut exister des trichines dans la viande de porc, et que l'usage de cette viande occasionne des maladies chez l'homme. On cherche, il est vrai à se rassurer, en disant que tous les porcs n'en sont pas atteints, et que ceux qui le sont doivent présenter quelques signes de l'affection.

Quant au premier point, il est heureusement vrai ; mais à quoi sert même cette consolation, car lors même que la viande provenant d'un grand nombre de porcs serait saine, il suffit pour que le danger soit tout aussi grand, d'une bouchée de viande trichinée. Au surplus, on n'a pu établir jusqu'ici de statistique positive, attendu que les observations que l'on possède sont insuffisantes. Le second point, est entièrement faux. Des expériences entreprises avec soin par MM. Haubner, Küchenmeister et Leisering, ont bien prouvé que des porcs, surtout les plus jeunes, nourris avec de la viande trichinée devenaient malades et même pouvaient périr, mais ils n'ont pu admettre une maladie spéciale, la trichinose, reconnaissable à des symptômes particuliers et certains. Aucun des rapports relatifs aux porcs qui ont fourni à l'homme le germe infectant, ne mentionne un état maladif particulier de ces animaux.

En supposant même, qu'une telle maladie existe, la plupart du temps elle sera guérie quand les porcs seront vendus ou tués. Le plus souvent les trichines seront enkystées, et les symptômes auront eu lieu des mois, des années auparavant. En songeant au grand nombre de porcs amenés, surtout dans les grandes villes, non pas de quelques lieues, mais de provinces ou de pays très-éloignés, on restera convaincu, qu'il est impossible d'établir des recherches sur les antécédents des animaux de boucherie.

Il est certain, d'un autre côté, que lorsque les trichines se sont enkystées, tout danger a disparu. Quel est le temps nécessaire pour l'incrustation calcaire? Il est probable qu'elle ne commence que vers le sixième mois et qu'alors les trichines restent dans une sorte de léthargie (*vita minima*), pour reprendre une nouvelle activité vitale quand la chair dans laquelle elles sont contenues, est mangée. Dans toutes les expériences que j'ai faites, j'ai employé des trichines enkystées et toujours l'animal a succombé. Pendant combien de temps les trichines peuvent-elles ainsi vivre dans leur capsule? Rien jusqu'ici ne peut donner d'indication, car il est difficile de déterminer l'époque de l'infection (1).

(1) Dans l'observation que nous avons insérée dans notre introduction, et qui est relative à une jeune femme qui avait été atteinte de trichinose en Amérique, et qui est morte en Allemagne, le 3 février 1864, nous avons vu que la maladie remontait à l'année 1856. M. Virchow a fait suivre cette observation des réflexions suivantes (*Annales d'anatomie et de pathologie*, V, 1864) : « On ne peut plus nier que la vie des trichines dure pendant une période de quelques années. Il est certain que la maladie de la nommée Th. N..... et celle de son

Cherchons maintenant à résoudre cette question très-importante : Comment se fait-il que les accidents survenus après l'ingestion de viandes trichinées soient si dissemblables en acuité et en conséquences?

Les symptômes gastriques, fièvre typhoïde, accidents dysenteriques, dépendent de la présence des trichines dans le canal intestinal.

Quand à la suite de l'ingestion de la viande infectée, se manifestent des évacuations alvines abondantes, de la diarrhée, tous ces parasites peuvent être évacués. Dans le cas contraire, ils se développent, et pullulent; de là irritation morbide qui peut se produire sous diverses formes,

frère, est une trichinose. Dans les parcelles musculaires que le docteur Thaden m'a envoyées et qui provenaient de la femme Th. N....., il y avait des capsules si épaisses qu'on ne pouvait apercevoir les animalcules renfermés dans leur intérieur. En les brisant, on apercevait des trichines très-bien conservées et si développées que l'on pouvait les voir à l'œil nu; il m'a semblé les voir remuer, mais je ne puis affirmer qu'elles étaient encore vivantes; d'ailleurs, il s'était déjà écoulé un mois depuis la mort de la femme Th. N..... quand je reçus ces parcelles de muscles. Quand aux muscles du chat qui avait été nourri avec cette chair trichinisée, on y trouvait des trichines peu développées et non enkystées; l'immigration était donc très-récente.

» On peut donc, dès à présent, considérer comme certain, que les trichines introduites dans les muscles d'un homme sain, peuvent s'y développer et y vivre pendant sept à huit années, et, de plus, il serait très-important de pouvoir établir d'une manière positive, le temps qui s'écoule entre l'apparition des trichines et l'incrustation calcaire de la capsule. J'ai, au mois de septembre 1863, fait manger à des lapins des trichines, et maintenant, après sept mois, il n'y a pas encore de traces de dépôt calcaire. C'est une étude que peuvent facilement faire les médecins qui se trouvent dans les pays où il y a eu des épidémies de trichinose; je les y engage fortement et je recevrai avec bonheur toutes les observations qu'ils pourront faire à ce sujet. »

suivant les conditions individuelles. Donc les personnes sujettes aux diarrhées sont mieux garanties contre l'infection trichineuse que celles qui sont ordinairement constipées.

Les symptômes fébriles et musculaires proviennent de la pérégrination de la nouvelle génération, de l'intestin dans le corps du malade. Naturellement, ils dépendent également des idiosyncrasies. Une certaine organisation de l'intestin semble empêcher cette immigration dans les autres parties du corps. Ainsi je n'ai jamais réussi à reproduire des trichines musculaires chez les chiens, quoique dans leurs intestins elles se développent facilement. De même les essais faits sur le mouton, le bœuf, la poule et le pigeon, ont été jusqu'ici sans résultat.

La pénétration a-t-elle lieu, alors le danger est en proportion des animalcules ingérés. Tout récemment, j'ai observé un cas chez l'homme, où après bien des recherches, je n'ai compté qu'une douzaine de trichines ; d'autrefois, au contraire, on en trouve des millions. Chez une personne où quelques jeunes trichines seulement auront pénétré dans les muscles, les accidents seront nuls et la santé n'en sera pas altérée. Si, au contraire, des millions de trichines pénètrent de l'intestin dans les organes, il se présentera divers symptômes, tels que douleurs musculaires, endolorissement, courbature, enrouement, etc., mais ces symptômes pourront disparaître si les trichines s'enkystent. La guérison a lieu de cette manière. Mais quelquefois la convalescence est longue, et le malade reste faible, languissant, émacié, ou bien encore il ne guérira point, et succombera par suite des troubles toujours croissants des fonctions musculaires et particulièrement de celles de la respiration.

Tout ceci se comprend facilement, si l'on ne perd pas de vue, ce que j'appellerais les trois axiomes principaux de la trichinose, et qui se résument ainsi :

1° *Les trichines ingérées restent dans l'intestin et ne parviennent pas dans les muscles.*

2° *Elles engendrent des jeunes, qui pénètrent dans les muscles.*

3° *Cette nouvelle génération se développe dans les muscles, mais ne s'y multiplie pas.*

Le danger réel consiste ainsi dans la reproduction de nouveaux germes par la trichine intestinale ; celle-ci renferme près de cent germes ou jeunes dans son corps, et à côté de ceux-ci, se forment incessamment de nouveaux œufs. Combien de temps peut-elle vivre ainsi et faire des jeunes ? Nous ne savons rien de bien exact à ce sujet, si ce n'est toutefois qu'elle reste pour ainsi dire amarrée dans l'intestin, pendant au moins trois à quatre semaines, et qu'elle ne cesse pas, pendant ce temps, de donner naissance à de jeunes embryons. En comptant seulement deux cents embryons pour chaque trichine-mère, il suffit de cinq mille femelles pour engendrer un million de jeunes, et ces cinq mille femelles peuvent se trouver dans quelques bouchées de viande (1). Un coup-d'œil jeté sur la planche qui se trouve à la fin de l'ouvrage, suffit pour en donner une idée.

Le danger est donc en raison du nombre de trichines

(1) D'après M. Gerlach, chaque trichine-mère donne naissance à 400 jeunes ; d'après M. Lenchart, à 1000.

ingérées, de leur séjour plus ou moins long dans l'intestin, et par suite, de la quantité d'embryons qu'elles y produisent.

Des expériences directes faites sur les animaux ne laissent aucun doute à cet égard. Un jeune lapin qui ne reçoit qu'une petite portion de chair peu riche en trichines, ne tombe pas malade. Cela est confirmé par un cas observé dans l'épidémie de Burgk.

Une femme qui avait mangé de la viande de porc étendue sur un morceau de pain, mourut; son petit enfant qui n'avait fait que lécher la cuillère dont elle s'était servi, ne fut que légèrement malade.

Un homme peut par conséquent, aussi bien qu'un porc, ingérer et loger un nombre considérable de trichines, sans en mourir et même sans en devenir gravement malade. Cela console un peu de la triste perspective de ne posséder peut-être jamais un préservatif absolu contre l'ingestion des trichines, ni un moyen rigoureux d'investigation de toutes les parties de la viande que nous consommons.

D'un autre côté, il est également positif qu'une très-notable immigration de trichines occasionne nécessairement une maladie et peut amener la mort, et cette considération seule, suffit pour repousser tout ce qui a été dit contre l'inspection rigoureuse de la viande de charcuterie.

Voilà une objection que l'on me fait souvent : jusqu'ici l'on n'a jamais vu de faits de ce genre, et si réellement le danger est aussi grand qu'on le dit, on n'aurait pas manqué de faire autrefois de semblables observations. On peut répondre, il est vrai, que c'est peut-être une maladie nouvelle qui n'a jamais existé auparavant; mais cette supposition se répète chaque fois qu'une maladie inconnue jusqu'alors est mieux étudiée, et se dégage d'un groupe de maladies analogues. Qu'il suffise de rappeler une maladie bien plus terrible qui, elle aussi, se transmet de l'animal à l'homme, la morve. Le premier exemple, bien avéré fut publié par Schilling en 1821, et depuis il ne se passe pas une année, où ne viennent s'ajouter de nouveaux faits. Faut-il en conclure que la morve est une maladie nouvelle? Il est déjà fait mention de la morve des animaux dans les auteurs anciens, grecs et romains, et il n'y a pas de raison, pour ne pas admettre que plus de mille ans avant nous, elle ne se soit transmise des animaux à l'homme; seulement il est difficile de prouver que précisément tel ou tel cas spécial, décrit auparavant, se rapporte à une pareille transmission.

On sait que déjà les lois de Moïse, déclarent le porc un animal immonde et en prohibent l'usage comme nourriture. Il se pourrait que cette défense tînt à ce que le porc se nourrit d'aliments impurs, mais ne peut-on aussi supposer qu'à cette époque déjà, on avait observé des cas de maladie après l'usage de la viande de porc? Chez un peuple qui alors avait des mœurs simples et vivait à l'état nomade, il était plus facile de ramener à sa véritable cause un groupe de cas pathologiques. Lorsque dans ces derniers temps, on établit l'origine du tœnia de l'homme qui provient des grains de ladrerie du porc, on supposa généralement que la loi de Moïse avait surtout trait à cette maladie. Cependant le tœnia est peu dangereux, et ne donne guère naissance à des accidents morbides, et à supposer que la défense de Moïse ait eu pour cause, la connaissance d'une transmission de maladie, on se rapprocherait davantage de la vérité, en admettant que cette maladie était causée par les trichines.

La plupart des personnes ne tombent pas malades immédiatement après l'ingestion de viande trichinée. Bien des jours se passent et le soupçon se porte alors plus volontiers sur une circonstance, une cause plus rapprochée. Ce n'est que lorsque plusieurs personnes deviennent malades à la fois, que l'on remonte plus facilement à la véritable cause.

Les ouvrages de médecine légale contiennent un grand nombre de cas, où l'on soupçonnait la viande de charcuterie d'avoir occasionnée la mort, mais comme on ne connaissait pas les trichines, comme on n'inspectait pas les muscles, on n'obtenait aucun éclaircissement quoi qu'on eut agi consciencieusement. On s'arrêtait finalement à la supposition d'un empoisonnement, et comme l'analyse chimique ne révélait aucun poison minéral, on admit un poison organique, une substance toxique dans le jambon (Schinkengift).

Existe-t-il une substance toxique dans le jambon? Personne ne peut l'affirmer, car jamais un chimiste n'a été capable de découvrir ce poison. Toute la discussion se réduit donc à dire qu'il y a empoisonnement, quoiqu'on ne puisse démontrer le poison. Mais l'empoisonnement était-il bien établi? Non, il est simplement soupçonné, parce qu'on ne peut donner d'autre explication. En admettant l'infection trichineuse, tous ces cas s'expliquent plus facilement, et l'on est plus près de la vérité, comme le prouvent d'ailleurs les observations suivantes.

En février 1863, M. Langenbek, à Berlin, opérait un homme pour une tumeur au cou. Pendant l'opération, il remarqua que les muscles mis à nu étaient remplis de trichines enkystées. Cet homme interrogé s'il n'avait pas été affecté autrefois d'une maladie particulière, raconta qu'en 1845, il avait fait avec d'autres collègues une inspection des écoles à Jessen (près Mersebourg); qu'au nombre de huit ils avaient fait ensemble un déjeuner où ils mangèrent tous du jambon, du saucisson et burent du vin blanc; à l'exception d'un seul, qui ne mangea rien et ne prit qu'un verre de vin rouge. Tous les sept, au nombre desquels était l'opéré, tombèrent malades et quatre moururent. Naturellement, les soupçons se portèrent sur l'hôtelier et on procéda aussitôt à une instruction judiciaire; on fit l'analyse du vin blanc, et elle fut sans résultat. Néanmoins, l'hôtelier continua à être soupçonné d'empoisonnement et se vit forcé d'émigrer en Amérique.

En janvier 1851, aux environs de Hambourg, plusieurs personnes tombèrent malades après avoir mangé du jambon; trois moururent et les autres restèrent longtemps dans un état languissant. L'instruction judiciaire fut également sans résultat, et l'on eut recours comme explication au Schinkengift. On retrouva les restes du jambon; on en poursuivit les traces jusque chez le boucher; on apprit qu'il avait été vendu à bas prix, à cause de sa qualité inférieure. Plus tard M. Tüngel prouva, par une analyse rigoureuse des faits et des symptômes observés, que l'on avait eu à faire à une infection trichineuse.

Il serait facile de multiplier ces faits, mais ceux-ci seuls suffisent pour démontrer que la trichinose existait bien avant qu'on ait découvert les trichines, et que ce qui est nouveau, c'est la connaissance de la maladie et non la maladie. Il n'est pas permis, par conséquent, de cacher pour des raisons aussi futiles, un danger public, que l'on ne peut éviter ou du moins affaiblir, qu'en se pénétrant bien de la source réelle du danger.

III.

DES MOYENS A EMPLOYER POUR SE PRÉMUNIR CONTRE L'INFECTION TRICHINEUSE.

Quoique le but de cet opuscule ne soit nullement d'entrer dans des détails techniques et purement scientifiques, je veux pourtant traiter ici la question suivante : Peut-on guérir la trichinose?

Ce que nous avons dit précédemment montre que *l'enkystement des trichines est une sorte de guérison opérée par la nature.* Avec la formation du kyste finit la pérégrination des animalcules ; ils sont alors couchés dans leur enveloppe et comme engourdis. La médecine ne peut contribuer en rien à ce résultat ; il se produit de lui-même et ne saurait être ni accéléré ni même favorisé. Si le malade ne succombe pas avant la formation de ce kyste, il est presque hors de tout danger.

Il serait à souhaiter que l'on découvrît un moyen de faire périr les trichines sans trop altérer la santé de l'homme ; cela n'est peut-être pas complétement impossible. On sait que certaines substances agissent d'une manière toxique sur certains animaux, tandis qu'elles sont inoffensives pour d'autres. Toutefois, jusqu'ici on n'a pas encore découvert le spécifique de la trichinose; on a préconisé l'arsenic, le cuivre, le mercure, le phosphore, le camphre, l'essence de térébenthine, sans obtenir un grand résultat. Le picronitrate de potasse paraît avoir réussi dans un cas rapporté par M. Friedreich, mais il a été sans effet dans des expériences faites par MM. Fiedler et Mosler. Tout récemment M. Mosler a eu plus de succès en employant la benzine. Ce sont certes des recherches à continuer, et il serait très-important de parvenir à détruire les trichines musculaires. Mais si ces dernières sont des hôtes dangereux, il en est de même pour les trichines intestinales; ce sont celles-ci qui engendrent la jeune génération qui pénètre dans les organes et dont le nombre dépend du séjour plus ou moins long dans l'intestin des trichines-mères. Si on parvient à les expulser de bonne heure, il n'y aura point d'immigration, et si on n'agit que plus tard, on empêchera au moins de nouvelles pontes, et ainsi le danger cessera d'augmenter de jour en jour.

On se débarrasse des trichines-mères par les vomissements et par les purgations. Les vomitifs seront utiles peu après l'ingestion de la viande infectée; mais cela n'arrive que dans des cas bien rares; presque toujours il faut recourir aux purgatifs. J'avais déjà mentionné dans mon mémoire, communiqué à l'Académie de médecine de Paris en 1860, que plusieurs lapins nourris avec de la viande trichinée et qui avaient eu une diarrhée abondante, ne renfermaient point de trichines dans leurs muscles. Cela s'est confirmé depuis chez les animaux et chez l'homme, et il en découle la règle pratique d'administrer de forts purgatifs, dans les cas d'infection certaine ou seulement probable. On finira, sans doute, par découvrir certaines substances qui auront la propriété d'engourdir les trichines, comme nous en possédons pour les vers intestinaux, et qui seront alors administrées avant les purgatifs pour faciliter l'expulsion.

Sans doute, aucun de ces moyens ne guérira les malades chez lesquels il y aura déjà eu une notable immigration de trichines ; mais il n'en faut pas moins apprécier les moyens qui guérissent les personnes où l'immigration a été nulle ou imparfaite. J'ai, d'ailleurs, peu d'espoir de voir découvrir un moyen de faire périr les trichines musculaires. On n'en a pas trouvé pour les vers nématoïdes, quoique nous possédions une grande quantité de remèdes certains contre les vers intestinaux. Cela s'explique facilement, car les médicaments n'arrivent aux muscles que par le sang, et dans ce long parcours, ils sont atténués et rendus presque inefficaces. L'effet sera encore moindre si le ver est enkysté, car cette enveloppe est un obstacle à l'absorption des substances médicamenteuses ou autres.

Dans mon mémoire, communiqué à l'Académie de médecine de Paris, j'avais déjà mentionné ce fait assez curieux, qu'ayant macéré de la chair trichinée dans une dissolution d'acide chromique, pour la rendre plus dense et plus apte aux recherches microscopiques, les trichines ont encore vécu onze jours, bien que la dissolution fût assez concentrée et que la capsule fût assez récente. Il y a plus, les trichines à l'état libre résistent plus longtemps à l'action des dissolvants.

Cet exposé nous fait voir dans tout son jour le charlatanisme, qui cherche à égarer l'opinion publique à propos de la trichinose en proposant des soi-disant spécifiques. Il peut convenir à des industriels d'exploiter la crédulité publique par des annonces pompeuses; mais que des gens auxquels on ne peut refuser une certaine instruction, étendent leur spéculation, jusqu'à présenter leurs produits de fabrique comme de véritables spécifiques contre les trichines, c'est faire preuve d'indélicatesse et d'immoralité. Ils trompent ainsi le public qui s'expose à un danger qu'il pourrait éviter. Ni eau-de-vie, ni liqueurs d'aucune sorte, ne sont un préservatif contre la maladie, encore moins un moyen curatif.

Par contre, il existe des mesures de précaution capables d'écarter le danger, et nous allons traiter ce sujet avec quelques détails, car non-seulement les autorités, mais encore tout individu doit les connaître.

IV.

DES MESURES PRÉVENTIVES CONTRE LA PROPAGATION DES TRICHINES.

Dans l'introduction historique, j'ai fait mention des animaux chez lesquels jusqu'ici on avait trouvé des trichines. Il est facile de s'apercevoir qu'elles paraissent appartenir exclusivement aux carnivores et aux omnivores. Parmi les carnivores, il faut comprendre la taupe que maint agronome range encore parmi les herbivores, quoique le naturaliste Gloger, enlevé récemment à la science, a revendiqué pour elle l'importance qui lui appartient comme destructeur de vers blancs, vers de terre, limaçons, souris et jeunes rats.

D'un autre côté, nous avons vu qu'une alimentation trichinée n'avait aucun résultat fâcheux chez le mouton et le bœuf.

Il est évident, que dans l'ordre naturel des choses, les trichines ne peuvent se rencontrer que chez les carnivores. Nous avons vu, en effet, que les trichines intestinales engendrent des embryons, qui pénètrent dans les muscles et n'arrivent que là à leur entier développement; que, de plus, elles ne sortent des fibres musculaires que lorsque la chair dans laquelle elles sont renfermées, est mangée par les animaux ou par l'homme. Le cercle continu, de l'intestin aux muscles et des muscles à l'intestin, n'est possible que chez les carnivores.

Il y a bien deux exceptions.

D'abord, les herbivores ne sont pas tellement exclusifs dans le choix de leur nourriture, et il peut leur arriver quelquefois d'avaler de la viande. En mettant des morceaux de viande, dans la bouche d'un bœuf ou d'un lapin, dans le bec d'un pigeon, ils sont avalés ; et c'est même ainsi que nous avons pu faire nos expériences sur les lapins. Donc, à la rigueur, il pourrait se faire que des herbivores viennent à ingérer de la viande trichinée ; jusqu'à présent, il est vrai, aucun cas de ce genre n'a été observé.

L'infection trichineuse peut encore se faire par une autre voie, et M. Leuckart en a montré la possibilité il y a déjà quelque temps. Il peut se faire, par exemple, que des trichines femelles pleines soient expulsées par les selles et que les fèces avec les trichines qu'elles contiennent, soient mangées par d'autres animaux ; cela peut avoir lieu, surtout pour le porc.

Il n'est point encore prouvé d'une manière certaine que les trichines trouvées chez la taupe, les oiseaux carnivores et le chat, soient identiques avec celle du porc et de l'homme. En tout cas, et abstraction faite de la consommation de la viande de chat dans les grandes villes, elles ne doivent être envisagées qu'au point de vue de la possibilité de l'infection des porcs par d'autres animaux. Ce sont là des recherches à continuer. Il serait surtout très-important de savoir d'où viennent les trichines de la taupe.

En résumé, la viande des carnivores seule peut offrir des dangers sous le rapport de l'alimentation. On ignore encore si le sanglier est aussi sujet à l'infection trichineuse; mais, dans tous les cas, c'est surtout sur la viande de porc que doit être portée l'attention des autorités et des particuliers, et cela sous les points de vue suivants :

1° Prévenir autant que possible l'infection des porcs par les trichines.

Je dirai, tout d'abord, que l'on ne peut admettre une génération spontanée des trichines dans la viande de porc; leur présence suppose nécessairement une infection antérieure, et est due à une procréation faite dans l'intestin par des trichines mâles et femelles.

Il faut donc, avant tout, surveiller la nourriture des porcs, ne jamais leur donner de substances animales suspectes, les tenir excessivement propres, et l'on pourra ainsi arriver à une forte sécurité, ce qui, du reste, est de l'intérêt de l'éleveur. La glandée écarte-t-elle le danger? On l'ignore, mais dans tous les cas cette sécurité se trouverait très-amoindrie, par le fait que les trichines se rencontrent chez les animaux sauvages.

2° L'inspection des viandes devra être faite soigneusement.

D'après ce qui a été dit précédemment, il n'existe point de signes positifs de la trichinose chez le porc; il ne reste donc qu'un moyen pour éviter toute erreur, c'est d'examiner la viande avec le plus grand soin. Dans la plupart des cas, il est indispensable d'avoir recours à l'examen microscopique. Pour cela des grossissements moyens sont suffisants, et nous ajouterons, que de mauvais instruments à grossissement considérable sont moins capables de servir que de bons instruments à grossissement moyen.

Qui fera ces inspections et ces recherches ? Rien de plus facile pour les villes; l'autorité n'aurait qu'à vouloir organiser une inspection officielle des viandes, faite par des médecins, des vétérinaires ou d'autres personnes instruites et capables, et s'il existe des abattoirs (ce qui devrait être exigé partout sous bien des rapports), rien ne serait plus simple que d'y avoir un microscope et de ne laisser livrer à la vente, aucune viande de porc avant la délivrance d'un certificat officiel constatant qu'elle est saine.

Pour les petites villes, les communes, les hôpitaux, les équipages de vaisseaux, rien ne serait plus facile que d'exercer aux manipulations nécessaires, une personne spéciale, le médecin, l'instituteur, le capitaine de vaisseau, etc. Personne, je crois, n'osera mettre en parallèle le travail de vérification ou la dépense de l'instrument avec la garantie et la sécurité pour la santé et la vie.

Il n'est pas raisonnable d'objecter, je le répète, que les cas d'infection sont trop rares pour qu'il soit besoin d'établir un pareil luxe de mesures préventives. Ce que chaque individu entend faire pour lui ne regarde que lui seul; mais il est du devoir de la société de préserver, autant que possible, chacun de ses membres des dangers qu'il peut courir à son insu. Il est aussi du devoir de la société de surveiller les professions qui peuvent, sans le savoir et sans le vouloir, renfermer un danger public. Et quand un boucher est la cause involontaire, il est vrai, de la maladie et même de la mort d'un grand nombre de personnes, peut-il se plaindre d'être l'objet d'une surveillance, tout comme le fabricant qui fait manipuler des substances dangereuses.

La plus mauvaise situation est naturellement celle des cultivateurs, des paysans, car avant que tout instituteur possède un microscope et sache s'en servir, il se passera bien du temps. Aussi le moyen le plus sûr pour eux est de prendre toutes les précautions possibles dans la préparation des aliments. Il nous reste à entrer dans quelques détails à ce sujet.

3° Toute viande de porc doit être préparée d'une manière soignée.

En beaucoup d'endroits, on a l'habitude de manger la viande de porc crue. Cette nourriture est la plus dangereuse de toutes. A Burgk, par exemple, dans la même famille, ceux qui avaient fait usage de viande, cuite ou rôtie, sont restés parfaitement sains, tandis que ceux qui avaient mangé de cette même viande, crue, sont tombés gravement malades. Nous recommandons donc particulièrement de ne jamais manger de la viande de porc crue.

Mais, soit après la cuisson, soit après l'avoir fumée, une plus ou moins grande partie de la viande peut encore rester crue et alors le danger est le même. Et c'est ce qui a lieu au plus haut point pour les jambons, surtout depuis qu'on les fume par les méthodes nouvelles. On les frotte avec de la créosote, avec de l'acide pyroligneux ou toute autre substance empyreumatique, et on les met ainsi dans le commerce. Par ces manipulations les trichines qu'ils pourraient renfermer, ne sont nullement détruites, du moins dans les parties intérieures.

Autrefois on ne livrait les jambons à la consommation qu'au bout de six mois, après les avoir suspendus tout un hiver dans la chambre à fumer où dans la cheminée. Dans ce cas, les trichines sont mortes et inoffensives, mais le jambon est sec, dur, et n'est plus recherché. Nos pères, cependant, n'étaient pas si difficiles, et ils savaient que si l'on mange moins de ces jambons, par contre ils rassasient plus. De nos jours encore, les montagnards norwégiens ne fument pas leur viande, mais la sèchent à l'air et ne la mangent qu'au bout de six mois ou un an.

De pareils jambons préparés d'après l'ancienne méthode, ne se trouvent plus dans le commerce. Même en Westphalie, on emploie la fumigation accélérée. Les besoins du commerce absorbent promptement les provisions, aussi le jambon n'offre plus aucune sécurité, et aujourd'hui, pour l'acheteur, il n'y a que deux moyens d'éviter tout danger.

Ou bien, il fera un examen microscopique rigoureux de la viande qu'il veut consommer.

Ou bien, il la fera cuire suffisamment. Dans l'Allemagne méridionale, on ne mange presque plus de jambons crus, aussi observe-t-on moins de cas de trichinose dans ces contrées. Néanmoins cette maladie s'y rencontre aussi. J'ai trouvé moi-même plusieurs fois des quantités innombrables de trichines enkystées chez l'homme, à Wurtzbourg. A Tubingen, à Heidelberg, des cas analogues ont été souvent observés.

A côté du jambon se place le saucisson et particulièrement le cervelas. Les boudins proprement dits, les boudins de foie, de gruau, peuvent en être exceptés, s'ils sont préparés bien proprement. Mais ici encore on ne peut être complétement rassuré, car très-souvent on mêle de la viande à ces boudins, et l'expérience prouve que ce sont précisément ces sortes de boudins qui ont amené de graves maladies. A Hettstedt, ce fut surtout l'usage du fromage de cochon et du boudin à la couenne, qui occasionnèrent le plus grand nombre de maladies.

Dans ces derniers temps, on a fait subir à la préparation du boudin et du saucisson, une modification analogue à celle subie par le jambon. Autrefois, et même aujourd'hui encore dans beaucoup de familles, on faisait cuire le boudin plus longtemps pour avoir une soupe au boudin; la saucisse était aussi grillée plus fortement et le saucisson fumé et conservé plus longtemps. Aujourd'hui, et surtout dans les villes où l'on travaille pour la vente, il faut pour les besoins du commerce que tout se fasse plus vite, et en même temps, on obtient un saucisson plus frais et plus succulent; cela, d'ailleurs, est dans le goût de l'acheteur. On comprend aisément par là, que plus on abandonne la préparation de ces aliments aux charcutiers, plus le danger augmente par la propagation des trichines.

Par la cuisson même, il est bien difficile d'éviter ce danger, car d'après le docteur Rupprecht, de Hettstedt, voilà la manière dont on prépare le saucisson dans cette ville : On commence par faire cuire la viande et le lard pendant une heure et demie à deux heures ; puis on remplit les boyaux, et le saucisson ainsi préparé est de nouveau mis à cuire pendant près de trois quarts-d'heure. Le 18 octobre 1863, un saucisson préparé de cette manière, rendit malades tous les membres d'une famille, au nombre de cinq ; un petit garçon mourut et cependant avant d'avoir mangé de ce saucisson, on l'avait découpé par tranches qu'on avait mises sur le gril jusqu'à ce que la graisse en eût découlé.

On conçoit aisément qu'après ce fait et d'autres, analogues, l'émotion fut des plus grandes parmi la population. L'autorité locale et après elle l'administration de Mersebourg, firent placarder partout, que la cuisson elle-même n'était pas un préservatif.

D'après le docteur Muller, il paraîtrait qu'après la première cuisson on ajoute de nouveau de la viande fraîche, et que le saucisson ainsi préparé est bien remis à cuire, mais qu'il n'est plus exposé à une chaleur suffisante. En tout cas, ces faits prouvent suffisamment combien l'usage du saucisson, dont on ignore la préparation, offre de danger. Ici se pose, comme pour le jambon, la question de savoir, si le prétendu poison de la viande de charcuterie (Wurstgift), de même que celui du jambon (Schinkengift), ne doit pas se rapporter, en partie du moins, à la présence des trichines. Des cas d'empoisonnement par les saucissons ont été publiés en Souabe, sans qu'on soit arrivé à un résultat positif par l'analyse chimique (1).

(1) Ce qui rend encore l'opinion de M. Virchow plus vraisemblable, c'est que les auteurs qui prétendent qu'il existe une substance toxique, ne sont point d'accord sur la composition de cette substance. Les uns veulent que le principe toxique de Wurstgift soit l'acide cyanhydrique, d'autres que ce soit l'acide carbazotique, l'acide sébacique ; d'après MM. Buchner et Kesner, ce serait l'acide botulinique ; d'après M. Heller, ce serait un végétal, la *sarcina noctiluca*, qui aurait cet effet.

Dans le Wurtemberg, de 1793 à 1827, on observa 234 cas d'empoisonnement par ce prétendu Wurstgift, dont 110 furent mortels ; depuis 1827 jusqu'à 1853, sur 400 cas, il y eut 150 morts.

J'arrive maintenant aux détails et aux conseils au sujet de la cuisson. Il est parfaitement exact qu'une trichine exposée à la température de l'eau bouillante (100°) périra infailliblement et même à une température moins forte, à celle où l'albumine se coagule (70 à 80°). Mais il est tout aussi exact de dire que cette température n'est pas atteinte pour toutes les parties de la viande, dans la cuisson ou dans le rotissage. Ceci a lieu surtout quand on cuit des morceaux d'un certain volume; l'intérieur est encore mou, rouge, à moitié cru. — Pour les côtelettes on ne dépasse guère ce degré de cuisson. Aussi, sans nul doute, les trichines, s'il en existe, ne périssent point toutes, et le danger est loin d'être écarté.

Nous possédons, sous ce rapport, des expériences directes. M. Küchenmeister a obtenu, en faisant cuire des morceaux de viande assez volumineux, les résultats suivants :

	A L'EXTÉRIEUR.	A L'INTÉRIEUR.
Au bout d'une demi-heure	48° R. ou 60° C.	44° R. ou 55° C.
Au bout de plus d'une demi-heure . . .	62° à 64° R. ou 77°,5 à 80° C.	
Au bout d'une heure.		59° à 60° R. ou 73° à 75° C.

Pour les côtelettes et les saucissons, la température est. au bout d'une heure, de 50° R. ou 62°,5 C.

Ces chiffres ne conviennent pas à tous les cas et souvent la température est inférieure.

D'un autre côté, M. Fiedler a trouvé que les trichines supportent parfaitement une température de 30 à 40° R. ou 37,5 à 50° C. et qu'elles ne périssent pas de suite à celle de 50 à 52° R. ou 62,5 à 65° C.

Il résulte de là, que la cuisson ordinaire de la saucisse et du cervelat, aussi bien que la préparation des rôtis saignants et des côtelettes, atteint *tout au plus* la température à laquelle les trichines périssent et que, par conséquent, elle ne présente pas une garantie complète.

Je termine par le résumé des résultats obtenus par MM. Küchenmeister, Haubner et Leisering :

1° Les trichines périssent par une longue salaison de la viande et par une fumigation *chaude* de vingt-quatre heures ;

2° Les trichines ne périssent point par une fumigation *froide* de trois jours, et il paraît aussi que la cuisson de la viande dans l'eau bouillante ne les tue pas sûrement ;

3° Une longue conservation de la viande ou du saucisson fumé à froid paraît également faire périr les trichines.

Puisse maintenant chacun de mes lecteurs profiter de cet exposé. Mon but n'a pas été de répandre la peur et d'augmenter l'inquiétude qui existe, mais d'indiquer les moyens qui peuvent écarter un danger aussi certain et contre lequel la surveillance de l'État est impuissante à elle seule ; il faut que chaque individu cherche à se prémunir lui-même. Pour cela, il est indispensable d'avoir des notions précises, et il m'a semblé, que malgré les nombreuses publications sur ce sujet, un exposé complet était seul capable de dissiper tous les doutes. Si j'y suis parvenu, j'aurai atteint mon but. Telle est d'ailleurs la la noble mission de la science qu'elle se hâte de guérir les plaies qu'elle découvre.

APPENDICE.

Quoique les principaux points de la trichinose aient été traités dans les pages précédentes, je veux encore compléter cette étude par quelques détails afin de répondre à différentes questions qui m'ont été faites, ainsi qu'aux conclusions vraiment surprenantes de la Société d'agriculture.

Au surplus, quelques faits nouveaux se sont présentés depuis. On a manifesté la crainte, dans beaucoup de localités, que des viandes autres que celles du porc pouvaient aussi contenir des trichines. L'administration de Mersebourg a même déclaré, dans sa circulaire du 18 janvier 1863, que la viande de bœuf n'en était pas exempte. Autant que je sache, cette crainte est mal fondée. Je ne connais qu'un seul fait qui puisse faire suspecter la viande de bœuf. Dans l'épidémie de Calbe, quelques personnes malades affirmaient n'avoir mangé que de la viande de bœuf, mais il n'a pas été constaté qu'elles eussent réellement des trichines dans leurs muscles, et ce n'est que longtemps après être tombées malades qu'elles firent cette déclaration. Je n'ai jamais rencontré de trichines dans la viande des bêtes à cornes. S'il était avéré que des personnes affectées de trichinose, l'eussent été par la viande de bœuf prise dans la même boucherie où se vendait de la viande de porc trichinée, il faudrait, avant tout, rechercher si la viande de bœuf n'a pas été en contact avec la viande de porc ; cela est très-possible, surtout pour les boucheries qui ne sont pas excessivement bien tenues. Quoi qu'il en soit d'ailleurs, c'est une raison de plus pour établir partout des abattoirs et une inspection rigoureuse des viandes. Si les moutons et les bœufs ne renferment point de trichines, ces animaux peuvent avoir d'autres maladies. Quant aux porcs, il est hors de discussion qu'il est nécessaire d'en surveiller la vente, d'autant plus qu'aucun autre animal n'est amené à la boucherie en aussi grande quantité. A Berlin, on en consomme annuellement jusqu'à cent mille pièces. Cela vaut donc la peine d'intervenir.

Certains observateurs trouveront, il est vrai, des trichines partout. Il existe une grande quantité de petits vers cylindriques qui ont beaucoup d'analogie avec les trichines, par leur volume et leur forme, sans être pour cela des trichines. Autrefois on donnait facilement le nom de *Trichine* à tout ver filiforme trouvé dans le tissu musculaire. Dans les fibres musculaires de l'anguille, de la grenouille, on a trouvé des vers cylindriques semblables aux trichines, sans que pourtant il soit permis de les considérer comme telles. M. Langenbech, à Hanovre, a prétendu tout récemment que les trichines existent dans beaucoup d'animaux inférieurs, surtout dans le ver de terre, et que les porcs, surtout ceux de Hongrie, étant presque toujours dans les champs, avalent ces vers et gagnent ainsi la maladie. Mais je ferai remarquer, tout d'abord, qu'il n'est nullement prouvé que les porcs qui restent renfermés dans les étables sont moins sujets à ces parasites que ceux qui sont habituellement dans les champs, et ensuite, qu'il est tout aussi peu prouvé que le ver de terre renferme des trichines. On y rencontre, à la vérité, des vers microscopiques. Mais, l'helminthe déjà connu des anciens observateurs sous le nom de *Ascaris minutissima*, *microscopica*, est aussi peu une trichine que la *Dicelis* dont il a été parlé dans ces derniers temps. J'ai encore tout récemment, conjointement avec le docteur Gerstâker, fait des expériences comparatives à ce sujet, et nous avons trouvé des différences capitales.

Encore moins peut-on prendre en considération certains vers cylindriques, qui ne sont point renfermés dans des fibres musculaires. Ainsi il me revient de toutes parts que la fréquence de la trichine en Saxe est due à la nourriture des animaux par la betterave. En effet, Schacht a mentionné des trichines dans cette racine alimentaire; mais je doute que cette dénomination ne soit autre chose qu'une expression générale. Ces vers peuvent avoir quelque influence, s'il est vrai que la betterave en mauvais état donnée en nourriture ait produit des épizooties parmi les bêtes à cornes; mais avant tout, il faudrait prouver que c'est bien et uniquement la présence de ces animacules qui a occasionné la maladie.

Tout semble confirmer, au contraire, que la transmission la plus habituelle des trichines dans le corps des porcs se fait par l'ingestion d'excrétions intestinales, et que dans une contrée où la maladie règne fréquemment, il y a en tout temps des hommes ou des porcs infectés de trichines, et que de temps en temps la maladie se propage épidémiquement. J'ai de nouveau examiné les faits se rapportant à cette question, et cela m'a confirmé dans cette opinion.

Il paraît régner dans plusieurs localités de véritables endémies de trichinose. Dans le baillage de Mersebourg, l'observation authentique s'étend jusqu'en 1845 ; à Hambourg jusqu'en 1851. Aujourd'hui encore, ces contrées sont très-exposées. Il y eut une forte épidémie à Plauen en mars 1862, une deuxième tout à côté, à Falkenstein, en mai 1863, et puis, de rechef à Plauen en septembre 1863. A Magdebourg, les cas connus comprennent un espace de quatre années. Les faits les plus remarquables à ce sujet ont eu lieu dans l'île Rügen.

La première épidémie connue se manifesta au commencement de l'année 1861. De la viande trichinée fut apportée de la ferme dit Worwerk, située sur la presqu'île Jasmund, dans trois fermes au Nord-Ouest de Garz, c'est-à-dire à Rüggentin, Muhlitz et Bergelase et partout dans ces quatre localités, il y eut des malades. Au mois de janvier 1863, de nouveaux cas se présentèrent à Spyker sur la même presqu'île Jasmund, et je reçois à l'instant même du docteur Holthoff la nouvelle d'une légère épidémie à Ueselitz, au sud de Garz.

Ici la propagation ne peut être mise en doute. Il est à supposer qu'il se forme certains foyers d'où partent de temps à autre de nouvelles transmissions. Un homme mange-t-il de la viande trichinée, et ses selles sont-elles avalées par un porc, il arrivera une époque où l'homme risquera de nouveau d'être malade. Généralement il se passera six mois, un an, jusqu'à ce que ce porc vienne à être tué. Ce sujet doit être l'objet d'études sérieuses de la part de l'autorité et des particuliers; peut-être parviendra-t-on ainsi à découvrir l'origine des trichines ou tout au moins à l'entrevoir.

L'examen que je viens de faire du jambon et des saucissons qui m'ont été envoyés d'Ueselitz exigea une grande attention pour trouver les trichines ; c'est surtout pour les saucissons que l'examen est difficile, et l'on ne peut être parfaitement tranquille que par la certitude de la pureté de la viande dont ils sont confectionnés. Comment est-il possible d'affirmer que le saucisson ne présente point de dangers, quand on ignore si la viande dont on s'est servi appartient au même animal et est la même en haut qu'en bas? Pour le jambon, une seule inspection suffit; à cet effet, il faut couper des tranches minces et longues de 3 cent. sur 1 à 2 cent. de largeur. La coupe doit être faite suivant la direction des fibres et non transversalement. Il faut aussi étendre ces lamelles de viande d'une façon très-lisse et très-unie : car, sans cette précaution, des fibrilles peuvent se replier et s'enrouler, et simuler ainsi des trichines ou des vers cylindriques quelconques. Enfin, j'ajouterai que, d'après toutes les observations qui ont été faites, le lard pur ne présente point de danger; il en est de même des parties intérieures *non musculaires*, telles que le cerveau, le foie, les reins, etc.

FIN.

Paris. — Imprimerie de E. Martinet, rue Mignon, 2.

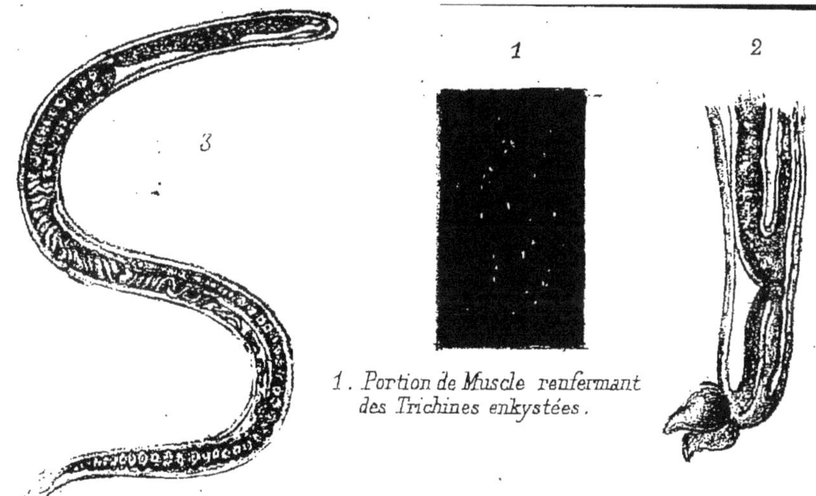

1. Portion de Muscle renfermant des Trichines enkystées.

3. Trichine femelle, pleine.

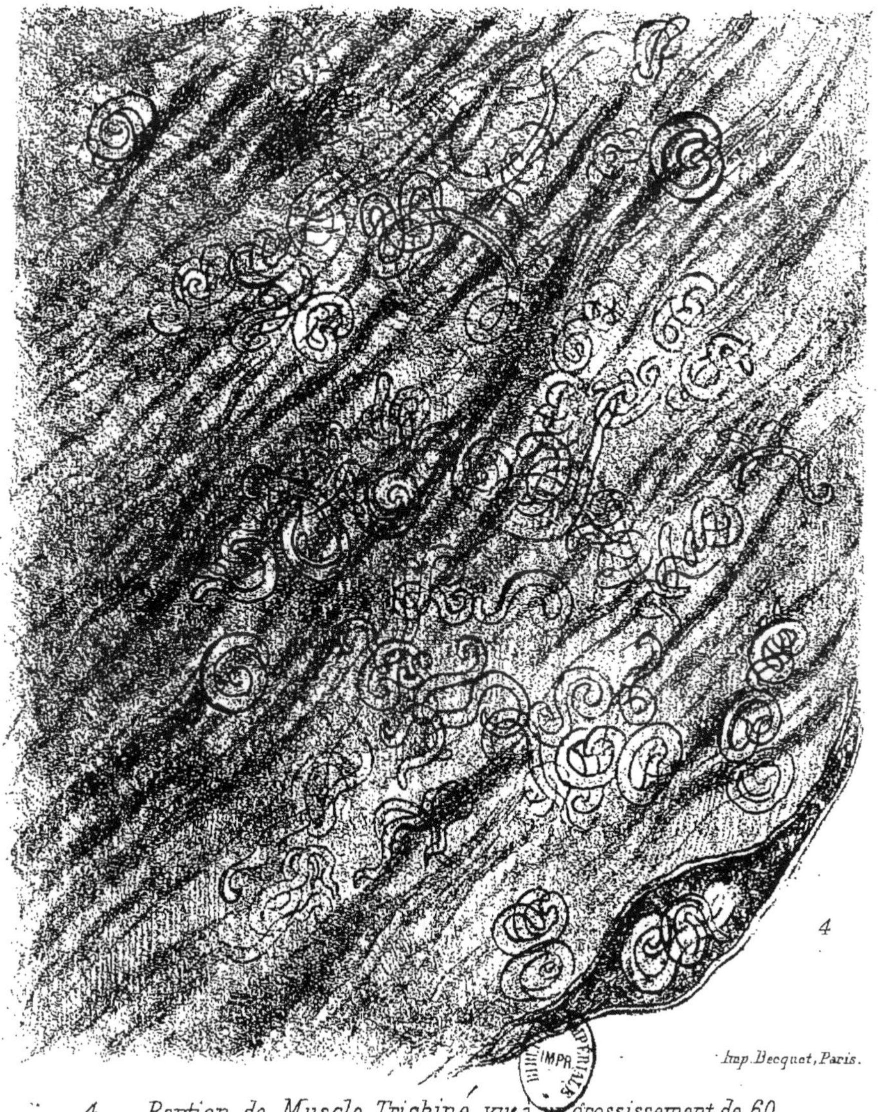

2. Organes génitaux d'une Trichine mâle.

Imp. Becquet, Paris.

4. Portion de Muscle Trichiné vu à un grossissement de 60.

LIBRAIRIE GERMER BAILLIÈRE
17, rue de l'École-de-Médecine.

BIBLIOTHÈQUE
DE
PHILOSOPHIE CONTEMPORAINE

Volumes in-18 à 2 fr. 50 c.

H. TAINE. Le Positivisme anglais, étude sur Stuart Mill.

H. TAINE. L'Idéalisme anglais, étude sur Carlyle.

PAUL JANET. Le Matérialisme contemporain. Examen du système du docteur Büchner.

ODYSSE-BAROT. Philosophie de l'histoire.

ALAUX. La Philosophie de M. Cousin.

AD. FRANCK. Philosophie du droit pénal.

AD. FRANCK. Philosophie du droit ecclésiastique, des rapports de la religion et de l'État.

ÉMILE SAISSET. L'Ame et la Vie, suivi d'une étude sur l'Esthétique française.

AUGUSTE LAUGEL. Les Problèmes de la nature.

AUGUSTE LAUGEL. Les Problèmes de la vie.

AUGUSTE LAUGEL. Les Problèmes de l'âme.

CHALLEMEL LACOUR. La Philosophie individualiste, étude sur Guillaume de Humboldt.

CHALLEMEL LACOUR. La Philosophie pessimiste.

CHARLES DE RÉMUSAT. La Philosophie écossaise.

CHARLES DE RÉMUSAT. La Théodicée en Angleterre.

CHARLES LÉVÊQUE. L'Art moderne et le Spiritualisme.

DE SUCKAU. Étude sur Schopenhauer.

ED. AUBER. Philosophie de la médecine.

ALBERT LEMOINE. Psychologie des signes.

ALBERT LEMOINE. Le Vitalisme et l'Animisme de Stahl.

LOUIS GRANDEAU. La Science moderne et le Spiritualisme.

MILSAND. L'Esthétique anglaise, étude sur John Ruskin.

BEAUSSIRE. Un Précurseur de Hegel dans un monastère du XVIIIe siècle.

BOUILLIER (Francisque). Du plaisir et de la douleur.

BARTHEZ. **Nouveaux éléments de la science de l'homme**, par P. J. Barthez, médecin de S. M. Napoléon Ier. *Troisième édition*, augmentée du Discours sur le génie d'Hippocrate, de Mémoires sur les fluxions et les coliques iliaques, sur la thérapeutique des malades, sur l'évanouissement, l'extispice, la fascination, le faune, la femme, la force des animaux ; collationnée et revue par M. E. Barthez, médecin de S. A. le Prince impérial et de l'hôpital Sainte-Eugénie, etc. 2 volumes in-8 de 1010 pages........................... 12 fr.

BÉRAUD (B. J.) et CH. ROBIN. **Manuel de physiologie de l'homme et des principaux vertébrés**, répondant à toutes les questions physiologiques du programme des examens de fin d'année, par M. Béraud, chirurgien des hôpitaux de Paris, revu par Ch. Robin, professeur de la Faculté de médecine de Paris. 1856-1857, 2 vol. grand in-18, 2e édition, entièrement refondue..... 12 fr.

Biographie médicale par ordre chronologique, d'après Daniel Leclerc, Éloy, Freind, Sprengel, Dezeimeris, etc. 1855, 2 vol. in-8 à 2 colonnes...... 6 fr.

BOUCHARDAT. **Le Travail**, son influence sur la santé (conférences faites aux ouvriers). 1863, 1 volume in-18........................ 2 fr. 50

BOUCHARDAT et JUNOD. **L'Eau-de-vie, ses dangers**, par M. le professeur Bouchardat et M. H. Junod, pasteur de Saint-Martin (Suisse). 1 volume in-18, 1864.. 1 fr.

BOUCHARDAT. **Opuscules d'économie rurale**, contenant les engrais, la betterave, les tubercules de dahlia, les vignes et les vins, le lait, le pain, les boissons, l'alucite, la digestion et les maladies des vers à soie, les sucres, l'influence des eaux potables sur le goître, etc. 1851, 1 vol. in-8............ 3 fr. 50

BOUCHARDAT. **Traité des maladies de la vigne**. 1853, 1 vol. in-8. 3 fr. 50

BOUCHARDAT. **Formulaire vétérinaire**, contenant le mode d'action, l'emploi et les doses des médicaments simples et composés, prescrits aux animaux domestiques par les médecins vétérinaires français et étrangers, et suivi d'un Mémorial thérapeutique. 1862, 2e édition, 1 vol. in-18................ 4 fr. 50

BOUCHARDAT. **Nouveau Formulaire magistral**, précédé d'une Notice sur les hôpitaux de Paris, de généralités sur l'art de formuler ; suivi d'un Précis sur les eaux minérales naturelles et artificielles, d'un Mémorial thérapeutique, de notions sur l'emploi des contre-poisons et sur les secours à donner aux empoisonnés et aux asphyxiés. 1864, 12e édit., augmentée de formules nouvelles et d'une Note sur l'essai des urines, et pour laquelle le *Mémorial thérapeutique* a reçu d'importantes modifications. 1 vol. in-18................. 3 fr. 50

BOURDET (EUG.). **Des maladies du caractère** (hygiène morale et philosophie). 1858, 1 vol. grand in-18.............................. 3 fr. 50

BOURDET (EUG.). **Causeries médicales avec mon client.** 1852, 1 volume in-18.. 4 fr.

BOURDET (EUG.). **Principes d'éducation positive**. 1863, 1 vol. in-18. 4 fr.

BOURGUIGNON et feu SANDRAS. **Traité pratique des maladies nerveuses.** 2e édit., corrigée et considérablement augmentée. 1860-63, 2 vol. in-8. 12 fr.

BRIERRE DE BOISMONT. **Des hallucinations, ou Histoire raisonnée des apparitions**, des visions, des songes, de l'extase, du magnétisme et du somnambulisme. 1862, 3e édit., très-augmentée....................... 7 fr.

BROC. **Essai sur les races humaines considérées sous les rapports anatomique et philosophique.** 1 vol. in-8, avec 11 figures.... 3 fr. 50

BROUSSAIS. **Examen des doctrines médicales.** 3e édition, 1829-1834, 4 volumes in-8.. 5 fr.

CARON. **Le Code des jeunes mères.** Traité théorique et pratique pour l'éducation physique des nouveau-nés. 1859, 1 vol. in-8............ 3 fr. 50

CASPER. **Traité pratique de médecine légale**, rédigé d'après des observations personnelles par J. L. Casper, professeur de médecine légale de la Faculté de médecine de Berlin ; traduit de l'allemand sous les yeux de l'auteur par M. Gustave Germer Baillière. 1862, 2 vol. in-8..................... 15 fr.

— Atlas colorié, se vend séparément.................................. 12 fr.

COMBE (George). **Traité complet de phrénologie**, traduit de l'anglais par le docteur Lebeau. 2 forts vol. avec figures, 1844.................. 12 fr.

CHIPAULT. **Etude sur les mariages consanguins** et sur les croisements dans les règnes animal et végétal. 1863, in-8..................... 2 fr. 50

CUVIER. **Discours sur les révolutions de la surface du globe**, et sur les changements qu'elles ont produits dans le règne animal. 8e édition, 1 volume in-18 avec 7 figures.. 2 fr. 50

DANCEL. **De l'influence des voyages sur l'homme** et sur ses maladies. 1 vol. in-8, 1846.. 5 fr.

DE CANDOLLE. **Organographie végétale**, ou Description raisonnée des organes des plantes. 2 vol. in-8, avec 60 planches représentant 122 figures... 12 fr.

DELAFOND et BOURGUIGNON. **Pathologie et entomologie comparée de la psore** des animaux domestiques et de l'homme (ouvrage couronné par l'Institut). 1861, 1 fort vol. in-4 de 700 pages avec 7 planches.... .... 30 fr.

DELEUZE. **Instruction pratique sur le magnétisme animal**, précédée d'une Notice sur la vie et les ouvrages de l'auteur, et suivie d'une Lettre d'un médecin étranger. 1853, 1 vol. in-12.......................... 3 fr 50

DUBOIS (d'Amiens). **Philosophie médicale**. Examen des doctrines de Cabanis et de Gall. 1845, 1 vol. in-8.................................. 5 fr.

DUBOIS (Amable). **Manuel du malade à Vichy**. 1 vol. in-12, 1860. 2 fr. 50

DU POTET. **Traité complet de magnétisme**, cours en douze leçons. 1856, 3e édition, 1 vol. de 634 pages.................................. 7 fr.

DU POTET. **Manuel de l'étudiant magnétiseur**, ou Nouvelle instruction pratique sur le magnétisme, fondée sur *trente années* d'expérience et d'observations. 1854, 3e édition, 1 vol. grand in-18, avec 2 figures ...... 3 fr. 50

ÉLIPHAS LÉVI. **Dogme et rituel de la haute magie**. 1861, 2e édition, 2 vol. in-8, avec 24 figures.................................. 18 fr.

ÉLIPHAS LÉVI. **Histoire de la magie**, avec une exposition claire et précise de ses procédés, de ses rites et de ses mystères. 1860, 1 vol. in-8, avec 90 fig. 12 fr.

ÉLIPHAS LÉVI. **La Clef des grands mystères**, suivant Hénoch, Abraham, Hermès trismégiste et Salomon. 1861, 1 vol. in-8, avec 22 planches... 12 fr.

ETOC-DEMAZY. **Recherches statistiques sur le suicide**, appliquées à l'hygiène publique et à la médecine légale. 1844, 1 vol. in-8......... 4 fr. 50

FABRE. **Dictionnaire des dictionnaires de médecine français et étrangers**, avec un volume supplémentaire rédigé sous la direction du professeur Ambroise Tardieu. 1851, 9 vol. in-8.......................... 45 fr.

FOY. **Manuel d'hygiène publique et privée**, ou Histoire des moyens propres à conserver la santé et à perfectionner le physique et le moral de l'homme. 1845, 1 vol. grand in-18.. 4 fr. 50

GEOFFROY SAINT-HILAIRE. **Histoire naturelle des mammifères**, comprenant quelques vues préliminaires de l'histoire naturelle, et l'histoire des singes, des makis, des chauves-souris et de la taupe. 1834, 1 vol. in-8....... 8 fr.

JOSAT. **De la mort et de ses caractères**. Nécessité de réviser la législation des décès pour prévenir les inhumations précipitées. Ouvrage entrepris sous les auspices du gouvernement et couronné par l'Institut. 1854, 1 vol. in-8. 7 fr.

LAFONTAINE. **L'art de magnétiser**, ou le Magnétisme animal considéré sous les points de vue théorique, pratique et thérapeutique. 1860, 3e édit, 1 vol. in-8, avec figures.. 5 fr.

LÉVEILLÉ. **Histoire de la folie des ivrognes**. 1830, 1 vol. in-8...... 6 fr.

LUBANSKI. **Guide du poitrinaire** et de celui qui ne veut pas le devenir. 1861, 1 vol. in-18.. 2 fr.

MACARIO. **Traitement moral de la folie**. 1843, in-4........... 1 fr. 50

MANDON. **Histoire critique de la folie instantanée, temporaire, instinctive**, ou Étude philosophique, physiologique et légale des rapports de la volonté avec l'intelligence, pour apprécier la responsabilité des fous instinctifs, des suicidés et des criminels. 1862, 1 vol. in- de 212 pages......... 3 fr. 50

MÉNIÈRE. **Etudes médicales sur les poëtes latins.** 1858, 1 vol. in-8. 6 fr.
MÉNIÈRE. **Cicéron médecin,** étude médico-littéraire. 1863, 1 vol. in-18. 4 fr. 50
MOREAU-CHRISTOPHE. **De la mortalité et de la folie** dans le régime pénitentiaire. 1839, brochure in-8. . . . . 2 fr.
MORIN. **Du magnétisme et des sciences occultes.** 1860, 1 vol. in-8. 6 fr.
MUNARET. **Le Médecin des villes et des campagnes.** 4e édition, 1862, 1 vol. grand in-18 . . . . 4 fr. 50
OLLIVIER (CLÉMENT). **Histoire physique de la femme.** 1857, 1 vol. in-8. 5 fr.
PADIOLEAU. **La médecine morale** dans le traitement des maladies nerveuses. Ouvr. couronné par l'Acad. impér. de médecine. 1864, 1 vol. in-18. 4 fr. 50
POINTE. **Hygiène des collèges** (autorisée par le conseil de l'Université). 1846, 1 vol in-18. . . . . 4 fr. 50
POUGENS. **Dictionnaire de médecine et de chirurgie pratiques** mises à la portée des gens du monde, ou moyens les plus simples et les mieux éprouvés de traiter toutes les infirmités humaines, et contenant les conseils pour conserver la santé. 2e édit., 1820, 4 vol. in-8. . . . . 1 fr.
SHRIMPTON. **La Guerre d'Orient,** l'armée anglaise et miss Nightingale. 1 vol. in-8 . . . . 2 fr.
THÉVENIN (ÉVARISTE). **Hygiène publique,** résumé de dix ans de travaux au conseil de salubrité, de 1849 à 1858. 1 vol. in-18, 1863. . . . . 2 fr. 50
WOILLEZ (Madame). **Les Médecins moralistes,** code philosophique et religieux extrait des écrits des médecins anciens et modernes, notamment des docteurs français contemporains, avec un Discours préliminaire de feu le professeur Brachet de Lyon), et une Notice par le docteur Descuret 1862, in-8. . . 6 fr.
ZIMMERMANN **De la solitude,** des causes qui en font naître le goût, de ses inconvénients, de ses avantages, et de son influence sur les passions, l'imagination, l'esprit et le cœur; traduit de l'allemand par M. Jourdan. Nouvelle édition, 1840, in-8. . . . . 3 fr. 50

Journal de l'anatomie et de la physiologie normales et pathologiques de l'homme et des animaux, rédigé par MM. BROWN-SÉQUARD et CHARLES ROBIN, paraissant tous les deux mois par fascicules de 7 feuilles avec planches.

Un an, pour la France . . . . . . 20 francs.
— pour l'étranger . . . . . . 24 —

REVUE DES COURS LITTÉRAIRES.

Littérature. — Philosophie. — Théologie. — Éloquence. — Histoire. — Législation. — Esthétique. — Archéologie.

REVUE DES COURS SCIENTIFIQUES.

Physique. — Chimie. — Botanique. — Zoologie. — Anatomie. — Physiologie. — Géologie. — Paléontologie. — Médecine.

Ces deux journaux reproduisent les cours des Facultés de Paris, des départements et de l'étranger, et paraissent tous les samedis depuis le 5 décembre 1863.

On peut s'abonner séparément à la partie littéraire ou à la partie scientifique.

PRIX DE CHAQUE JOURNAL ISOLÉMENT.

	Six mois.	Un an.
Paris	8 fr.	15 fr.
Départements	10	18
Étranger	12	20

PRIX DES DEUX JOURNAUX RÉUNIS.

	Six mois.	Un an.
Paris	15 fr.	26 fr.
Départements	18	30
Étranger	20	35

L'abonnement part du 1er décembre et du 1er juin de chaque année.

Paris. — Imprimerie de E. MARTINET, rue Mignon, 2.

www.ingramcontent.com/pod-product-compliance
Ingram Content Group UK Ltd.
Pitfield, Milton Keynes, MK11 3LW, UK
UKHW020316220726
13923UKWH00003B/1180